U0281973

《医学三字经》科普解读

中国中医药科技发展中心
组编

中医经典
科普读本

中国科学技术出版社
·北京·

图书在版编目（CIP）数据

《医学三字经》科普解读 / 中国中医药科技发展中心组编 . — 北京 : 中国科学技术
出版社 , 2024.1

（中医经典科普读本）

ISBN 978-7-5046-9999-2

Ⅰ . ①医… Ⅱ . ①中… Ⅲ . ①《医学三字经》—普及读物 Ⅳ . ① R24-49

中国国家版本馆 CIP 数据核字 (2023) 第 234007 号

策划编辑	韩　翔　于　雷
责任编辑	于　雷
文字编辑	靳　羽　卢兴苗
装帧设计	佳木水轩
责任印制	李晓霖

出　　版	中国科学技术出版社
发　　行	中国科学技术出版社有限公司发行部
地　　址	北京市海淀区中关村南大街 16 号
邮　　编	100081
发行电话	010-62173865
传　　真	010-62179148
网　　址	http://www.cspbooks.com.cn

开　　本	889mm×1194mm　1/32
字　　数	1054 千字
印　　张	41.75
版　　次	2024 年 1 月第 1 版
印　　次	2024 年 1 月第 1 次印刷
印　　刷	北京盛通印刷股份有限公司
书　　号	ISBN 978-7-5046-9999-2/R·3151
定　　价	128.00 元（全五册）

编著者名单

组　　编　中国中医药科技发展中心

主　　编　胡镜清　中国中医药科技发展中心

副 主 编　范劲松　中国中医药科技发展中心
　　　　　刘陆阳　中国中医药科技发展中心

执行主编　衣运玲　大连医科大学
　　　　　姜军作　姜博中医文化研究有限公司
　　　　　许伟明　中国中医药科技发展中心

编　　者　（以姓氏笔画为序）
　　　　　代成玖　大连医科大学
　　　　　邢　凯　北京市昌平区中医医院
　　　　　苏克雷　江苏省中西医结合医院
　　　　　李　琦　中国中医药科技发展中心
　　　　　张　赟　大连医科大学
　　　　　张媛凤　中国中医药科技发展中心
　　　　　郭明明　姜博中医文化研究有限公司
　　　　　唐　静　中国中医药科技发展中心
　　　　　鞠爽冉　姜博中医文化研究有限公司

内容提要

　　本书撷选了清代著名医家陈修园先生《医学三字经》中的部分常见病，如中风、暑症、咳嗽、眩晕、泄泻、消渴、心腹疼痛等，以及小儿常见病和妇科经、带、胎、产的相关疾病，结合西医对相应症状的可能诊断，分析相应的脑血管意外、中暑、肺系感染、高血压和耳源性头晕、胃肠道感染、糖尿病、心肌梗死等疾病的中医认识。著者以通俗易懂的语言，从中西医两方面进行了介绍，既讲述了西医相关疾病的常规治疗，又重点分析了这些常见病的中医辨识、治疗，并增加生活预防的小技巧，力图让大众能充分理解，并有助于日常生活健康，恢复中医为人类健康服务的生活属性。中医就是一种健康生活的学问，希望本书能给大家带来自然且健康的生活。

丛书前言

为贯彻落实《中共中央国务院关于促进中医药传承创新发展的意见》提出的"挖掘和传承中医药宝库中的精华精髓，加强典籍研究利用"相关精神，中国中医药科技发展中心（国家中医药管理局人才交流中心）于成立之初启动了"中医药古典医籍讲释课件制作示范研究项目"，希望组织中医药行业内高水平专家，对代表性中医古籍进行准确、权威的还原与规范化、通俗化、现代化的解读，充分挖掘和传承这些中医古籍的精华精髓。

在"中医药古典医籍讲释课件制作示范研究项目"支持下，本套丛书选择了文字浅近、内容简要、说理明白、易记易诵的四部中医入门古籍开展了示范研究，涵盖了医理、中药、方剂等方面。其中，《〈医学三字经〉科普解读》是对清代著名医家陈修园著《医学三字经》的科普解读读本，该读本从中、西医两个维度，介绍了常见疾病的病因和治疗概况，并借鉴《黄帝内经》黄帝、岐伯一问一答的形式，将原书中的疑问逐一展开并详细解答。《趣解〈药性歌括四百味〉》摘取了明代医家龚廷贤所著《药性歌括四百味》书中381味常用中药，通过药物故事、文化典故、名人轶事等活泼多样的形式，从药名、药性、药物功效、药物形态等角度，生动阐释了每味中药的典型特征。《趣说千古流"方"》是对清代医家汪昂所著《汤头歌诀》的现代解读，对常用方剂的组成、功效、主治、方解、临床应用和方歌等内容进行了系统整合，并以故事对话的形式进行了编写，以期让方剂更生动、形象、简单、实用。《承先启后〈温疫论〉》则是对明代著名医家吴有性所著的《温疫论》的深入解读和阐发，尤其是对中医药在非典型性肺炎、新冠肺炎诊治中的独特作用，依据事实详细论述其学术原理。

在组织编撰科普读本的同时，丛书编委会还将上述图书制作成音视频，在科学普及出版社同期出版。在本书付梓之际，衷心感谢国家中医药管理局有关部门的指导和大力支持，感谢各位专家编委的艰辛努力，感谢中国科学技术出版社的辛勤工作。

由于时间、精力有限，本书疏漏在所难免，希望得到广大中医药工作者、爱好者的关注和指正。也希望本套丛书的出版，对弘扬中医药经典、传播中医药文化有所裨益。

丛书编委会
2024 年 1 月

目　录

中 风

人百病　首中风

骤然得　八方通

闭与脱　大不同

开邪闭　续命雄

固气脱　参附功

顾其名　思其义

若舍风　非其治

火气痰　三子备

不为中　名为类

合而言　小家伎

喑喎斜　昏仆地

急救先　柔润次

填窍方　宗金匮

问：今天开始和大家一起学习陈修园老先生的《医学三字经》里的内容，先聊点什么呢？

答：聊聊中风吧。陈修园老先生的《医学三字经》中为什么说"人百病，首中风"？

1. 中风不完全等于脑梗死

问：中风就是脑梗死吧？

答：确切地说，中风应该是西医的脑卒中。脑卒中分为缺血性和出血性。缺血性脑血管病包括两类疾病：第一类是脑血栓形成；第二类是脑栓塞。这两类都是为大脑供血的血管堵塞或者狭窄出现脑供血不足引起的。出血性脑血管病可以分为脑出血和蛛网膜下腔出血。主要是脑血管破裂导致的，一般与高血压和脑动脉硬化有关系。西医对缺血性脑血管病的治疗方法主要是溶栓，出血性的主要是抗凝。中医则是防治一体，关键在防。

另外，还有一种被称为中风先兆的缺血性脑血管病叫短暂性脑缺血发作（TIA），主要表现为眩晕，之后在"眩晕"中进行讨论。今天主要是聊中风。

2. 中风的原因

先来了解一下中风的表现。中风是各种原因导致的以突然昏仆，一侧身子麻木，活动不便，或者说话不流利，口眼㖞斜等为主要表现的疾病。发病突然，日渐加重，症状变化快，有像风一样"善行数变"的特点，认为是中了风邪，故中医学命名为"中风"。

问：有意思，像风一样的特点，就认为是中了风邪。那是真的中了风邪吗？

答：这个问题需要仔细分析。中医经常用"取类比象"的方法分析疾病。《黄帝内经》说的是"同声相应，同气相求"，就是大家熟悉的"物以类聚，人以群分"。抓住事物的共性，找到解决办法，就不至于千头万绪了，这里包含了中国人几千年的智慧。咱们看一下风邪的特点。

3. 风的中医理解

先来看看风的繁体字"風"。"風"字里面是带"虫"的。这里的虫就是细菌和病毒。大家记住，从不同方向来的风带着不同的细菌和病毒。

问：啊！每天都有风，风里面都有细菌和病毒，想一下，挺吓人的。

答：您这是被某些广告给吓着了吧。人本身就是一个巨大的细菌寄生体，您的皮肤、口腔、鼻腔、肠道……几乎到处都有细菌的影子。这些细菌如果能促进身体的健康，那我们就称为有益菌，反之则有害。很多时候，中医调节的关键在于人体平衡。

问：哦，那我还得调适一下心理。

答：您慢慢调，咱们再说回风。合适的风携带着有益的微生物，就会促进动植物健康生长；不合适的风，就对所有动植物有害。我们把对自身有好处，能让身体健康的风叫"实风"，您可以理解成让身体结实点的风；对于那些对自身有害的，会让身体生病的风叫"虚风"或"贼风"，就是让身体发虚，像贼一样，偷走身体健康的风。

问：哦，这倒挺好记的哈。

答：是呀。中医就是为生活服务的，它的内容尽量贴近生活，让大家一听就懂，一学就会，为的是大众的健康，学点中医保健，很容易。咱们这讲《医学三字经》，也是为了让大家从分析疾病的过程中学会如何预防疾病，真正使大家受益。

问：那是得好好学学。

答：那咱接着说风。《黄帝内经》有风为百病之长的说法。"长"在这里就是排行第一的意思，说明风是让人生病的最主要因素。

问：为什么呢？

答：前面说了风里有虫。您看，风一吹，树就摇，树根与土之间就会松动。人的皮肤表面也一样，风一吹，汗毛就动了，汗毛一动，汗毛与皮肤之间就会有空隙，一有空隙，风里的虫就会进去。风里的虫如果对身体有益还好，如果有害，就容易生病。

4. 神秘的九宫八风

问：那怎么知道哪个风是好的，哪个风是坏的？怎么预防呀？

答：辨明风的好坏，首先要辨明八个方向。《医学三字经》中说的"骤然得，八方通"，意思是"突然就中风了，四面八方的风都有可能伤人"。八方指的就是东、南、西、北、东南、西南、东北、西北八个方向。

《灵枢·九宫八风》就是专门介绍风的，告诉大家，正常情况下，春天以刮东风为主，夏天以刮南风为主，秋风以刮西风为主，冬天当然主要是刮北风，这些就是"实风"，能促进人的健康。从节气上来看，立春刮东北风，春分刮东风，立夏刮东南风，夏至刮南风，立秋刮西南风，秋分刮西风，立冬刮西北风，冬至刮北风，循环往复。也就是说，一年四季，不同季节应该有不同方向来的风。

为方便大家理解，给大家画个表，一年的八大重要节气风向的变化特点就在这儿，人是在这个九宫格的中间来感受的，也就是说人是在中宫感觉八方来风的（表1）。这里按照现在大家容易理解的上北下南的方位表达。

表1　九宫八风实风示意

立冬 （西北风）	冬至 （北风）	立春 （东北风）
秋分 （西风）	中宫	春分 （东风）
立秋 （西南风）	夏至 （南风）	立夏 （东南风）

这是"实风"的节气分布图。如果风的方向正好与当季的主风向相反，就是"虚风""贼风"（表2），容易使人生病。

这些不同节气的反向风在《黄帝内经》中都有自己的名字，给大家介绍一下。

表2　九宫八风虚风示意

立冬 （东南风——弱风）	冬至 （南风——大弱风）	立春 （西南风——谋风）
秋分 （东风——婴儿风）	中宫	春分 （西风——刚风）
立秋 （东北风——凶风）	夏至 （北风——大刚风）	立夏 （西北风——折风）

　　冬至，风向应该是正北风，却刮起了正南风，这样的风就会伤人心脏。中医学讲心主血脉，主神志。所有的血管都归心管，伤"心"了，容易导致心脑血管疾病。冬天心脑血管病高发往往是因为风向不对。另外，常遇到的冬天流感，缠绵不愈，往往是天儿不太冷，大家没有注意到的是那些天以温暖的偏南风为主。老人们会说，好好下场雪，把那些虫子冻死，人的病就好了。原因就是当季的风会带来适宜的微生物，人就恢复健康了。另外，老人还常说，小孩子冻冻更结实，也是这个原因。冬季的北风带来的不单是冷空气，更关键的是适宜的微生物！这些微生物会促进人体的健康。

　　其他的道理一样。立春时，该吹东北风时，刮的是西南风会伤人的脾脏，脾胃主管人的四肢和肌肉，脾伤了，会让人表现出肌肉发软、没有力气的症状；春分时，最好是吹东风，如果是西风就会伤肺脏，让人皮肤发干；立夏时，最好是吹东南风，如果是西北风，在体内会伤到小肠，在体外会伤到手太阳小肠经，可能扩散，也可能让经脉不通畅，甚至导致人突然死亡。

问：这听起来挺吓人的。

答：确实是。记住风向，适当避开就好了。接着说夏至。夏至最好是刮正南风，如果是刮正北风伤的是肾脏，还会伤及骨骼、肩、脊背两侧的肌肉、肌腱，让人觉得冷痛。立秋最好是刮西南风，却刮了东北风，那可能伤着大肠，或者伤人的腋窝至两侧肋骨以及所有关节。秋分最好是刮西风，如果吹东风，倒霉的就是肝。肝主筋，伤肝了，筋就没有力气了，还可能表现出关节肿胀疼痛等症状。立冬最好是刮西北风，如果刮东南风了，可能会伤胃，脾胃主管四肢肌肉，所以也可能出现肌肉无力。

问：这伤哪儿都不舒服呀。我们管不了风向，怎么才能不被伤着呢？

答：躲呀！中国古代的人就很讲究避"不正之风"。另外，平常养成良好的生活习惯，注意锻炼身体，身体强壮了，"不正之风"就无可乘之机了。这也是《黄帝内经》所说的"正气存内，邪不可干"。

问：这怎么让我想起社会上的不正之风呢？

答：都是相通的，能理解社会不正之风对社会的不良影响，就能理解四时不正之风对人体的不良影响。

问：具体怎么防呀？像我这样的，天天坐电脑前，运动量很少，现改生活方式已经来不及了，不能就这么坐等不正之风，怎么应急呀？

答：减少不正之风的接触。当有不正之风刮来，尽量减少外出，如果外出，尽量穿好衣物，防止毛孔被风吹开。几个关键的部位也要护好，如口鼻、前胸、后背、肚脐等处。

问：那穿流行的露背装或露脐装美美的，还挺危险的呀。

答：那是相当危险。流行不意味着健康。

接下来我们继续聊风的特点。大家都知道，空气流动才能产生风。例如，吹风扇，扇叶搅动了空气，使空气动起来了，就有风了。风被其他物体一挡，还会拐弯。风最大的特点就是"动"和"变"。因此，风进入身体，表现出来的症状也是以抽动、移动、多变为特征。中风就是因为有这样的表现特点而得名的。

5. 闭证的理解与调治

问：中风不都是一半身子不能动吗？

答：您说的这是比较常见的中风后遗症期表现。《医学三字经》中有"闭与脱，大不同"的说法，就是告诉大家，中风表现很多，严重的时候，有闭证和脱证的区别。

问：闭证的严重程度如何呢？

答：闭证主要表现是突然昏倒，闭嘴咬牙，全身发硬，两手也紧握成拳头。

问：这也不像平常见到的脑出血或者脑梗死，怎么回事儿？

答：对，不能把中风跟脑血管意外完全等同，这毕竟是两个体系。就像说亲子关系，西方人和东方人表现会有很多不同。后面会跟大家介绍消渴，有的人说，那就是糖尿病，可现在临床上最常见的2型糖尿病跟消渴有很多不同。所以，中医看病，一定要用中医学思维。闭证是风邪入侵后，导致人体之气出入异常，闭塞不通。

问：这让我想起来"闭气功"。有的老人会说谁家小孩会闭气功，就是说那小孩哭起来会突然闭眼，不喘气，脸都憋得发紫，身体挺直，有时候还会抽过去。哎，很像闭证。

答：西医学称小儿屏气症或呼吸暂停，中医学称为"薄厥"，主要是心情不好，大怒气上冲，伤及气血，形和气都不协调，此时气也不正常出入了，必须先让气有出入。有经验的老人会抱起孩子拍后背，一边拍，一边摇晃着，嘴里还得哄着，拍背是让胸部受震动，肺里的气被动进出，摇晃让气血一起活起来，嘴里的哄是为了让孩子消怒气的。

问：这么有意思。我明白了，中风是从外面来的邪气让身体的气不能正常出入了；而小孩子的闭气功是自己身体里面的气堵了。

答：对，但两者治疗起来相似的地方都是要让气出入。

问：那中风闭证也抱着拍拍晃晃呗？

答：这可是成年人，抱不动呀。

问：是哦，那怎么办？

答：放血。

问：怎么放？

答：扎十宣，就是十个手指头尖。用针扎一下，尽量能让它出血，每个都出一点儿就行。气和血相互依存，血一出，气也就出来了，气出入就正常了。心是管血脉运行的，还主管神志活动。扎出血了，就动心了，神志就清醒了，身体就会调动全身功能将入侵的风邪赶走。很多人扎完十宣就起来了，没有后遗症，很神奇。大家最好学会这个急救技巧。

问：不扎针行吗？害怕呀。

答：那就喝点中药。《医学三字经》告诉大家"开邪闭，续命雄"，用的是续命汤，一听药名就知道是延续生命用的。续命汤有大、小续命汤之分，是治疗中风的重要方子，可以发汗祛风，随着汗出来，风里带的有害微生物也就排出去了。当然，汗出来是被气推动的，看得见的汗出来了，就表明有看不见的气排出了，加上药物的综合调节作用，气的出入异常解决了，人也就清醒了。

治疗疾病时，或原路祛邪，使邪气出人体，或就近给邪气以出路。从外面进入身体的邪气，最好的治疗办法是发汗。这些邪气就是从汗毛孔进来的，如果还在汗毛孔的话，身体一有不舒适的感觉，立即发汗，把它赶出去，这样对人体的损伤是最小的。这也是能进得来，就能出得去，对其他地方没有破坏。如果让那些从外面来的细菌或病毒通过毛孔一层层向身体里渗透，再通过血液循环到五脏六腑，最后通过大小便排出去的话，它走到哪儿，哪儿的环境平衡就会被破坏，出现损伤，那身体的损伤范围就太大了，要治好也困难了。中医一直追求用最简便的方法解决问题，其实也是为了最大程度地保护身体不受损伤。

在这里说到发汗，就是为了提醒大家发汗后，不要大鱼大肉地补。食物太腻会妨碍气的正常运行，而是要适当喝点粥，快速补充因发汗损失的阴液和正气，将身体里的空隙填满，外来的邪气就不容易再次乘虚而入了。

6. 脱证的理解与调治

问：太好了，一下子明白这么多道理。那脱证是怎么回事儿？

答：脱证主要表现也是突然昏倒，叫也叫不醒。但是与闭证不同的是，这时身体发软，呼吸很弱，眼睛眯着，嘴张着，手是撒开的，汗出来了，大小便也都出来了。这种情况是因为风邪入侵身体后，导致人体的气收不住，向外脱了。这时候需要快点补气。《医学三字经》说"固气脱，参（shēn）附功"，就是说，这时候要用参附汤类的方子。参附汤主要由人参、附子组成。人参味甘、微苦，性平；归脾、肺、心经，有大补元气、复脉固脱、补脾益肺、生津、安神等很多功效。在这里用人参补元气，复脉固脱。"附"指的就是附子，大辛，大热，有毒，入心、脾、肾经，有回阳救逆、温脾肾、散寒止痛的功效，此方取其回阳救逆之功。

问：那还有其他方法吗？刚才闭证还可以选择放血的。

答：也有的，灸肚脐。

问： 肚脐不是一般不让动吗？我知道肚脐都得护好的，这可以灸吗？

答： 对的，一般不让动。这都快要没命了，就得拿这个重要部位来救命了。肚脐也是一个重要的穴位，名"神阙"。阙是指古代的宫殿，神阙就是"神"的宫殿。这与其重要的功能和特殊的位置有关。从解剖上来看，肚脐原本是连着脐带的，是宝宝还在妈妈肚子里时，从妈妈那里获取营养并排出代谢废物的通道。出生后被剪断，这个功能就退化了。脐带里原本有3条血管，两条动脉，一条静脉。另外，还有一条脐尿管连接胎儿的膀胱和肚脐。宝宝出生后，脐带被剪断打结，这些管道就闭合了，变成了韧带，使肚脐连接着肝脏、膀胱和小腹最下面。另外，肚脐正好在肚子中央的正中线上，其内里是大网膜、小肠，大网膜连着胃和大肠。从经络系统来看，神阙是任脉的穴位，主管一身的阴气，旁边半个拇指宽的位置就是肾经，可以连接肾脏。用艾灸温热的力量去激活身体的阴气，并通过调节它所连接的脏腑，调动全身的功能。这个地方是可以补充人体元气的。

问： 灸神阙相当于吃人参了吗？

答： 您可以这么想。实际上，神阙比吃人参的功效还要强大。古代皇上和道士想要成仙，或长生不老的，都会灸这个穴位，可以想象这个穴位有多神奇。平常老人不让小孩子抠肚脐，要孩子睡觉时一定把肚子盖起来，都是这个原因。

问： 这我得回家跟孩子好好说说。我现在理解了，总结一下，中风就是风影响了身体里的气，不能正常出入了。

那种不出汗的通过汗出将邪排出，出汗的就把汗止住，对不对？

答：目前总结很到位，闭证和脱证是这样的。总的来说，就是祛风调气。《医学三字经》里说"顾其名，思其义，若舍风，非其治"，从"中风"的病名上看，就知道只能从"风"上进行治疗。风就是流动的气，把气流调正常了，人也就好了。

7. 类中风的理解与调治

问：那还有种病叫"类中风"，是怎么回事儿？

答：那是三位临床大家对中风的另一种解读，陈修园老先生对此并不认同。所以有"火气痰，三子备，不为中（zhòng），名为类，合而言，小家伎（jì）"的说法。

问：那是怎么回事儿？

答：金元时期有四位高明的医生，被称为"金元四大家"，包括刘完素、张从正、李杲和朱震亨。其中三位认为临床有些中风症状的表现与外面的风邪无关，主要是身体里的问题，并且起名"类中风"。其中，刘完素觉得任何邪气到身体里面都会变成火，就是郁而化火，在分析中风的时候，他也从"火"上进行分析，认为主要是身体里面的火热之气郁积，导致人心神不清，筋骨不能得到营养，而出现类似中风的表现，治疗方法主要是泻火。

问：对呀，新闻都有报道，有位妈妈就是陪孩子写作业，上火，中风了。

答：所以说这是一位临床大家，其解释与临床相贴近，让人信服。

问：厉害，我支持这个。

答：您往后听听再定吧。四大家中的李杲，重视脾胃，中医有"脾胃为后天之本"的说法。他认为中风是因为人的先天元气不足，外邪乘虚而入，而先天不足，必须通过后天调养。因此，治疗上，强调补中益气，现在临床也常用补气药治疗半身不遂。

问：也是，有的人身体弱，所以才容易得病。《黄帝内经》说："正气存内，邪不可干。"这个说法也对。

答：四大家中的朱震亨分析认为，东南地区，也就是我国的江浙一带，湿气较重，生活在这些地区的人，身体中湿气太重，湿久成痰，痰又生热，热极生风。因此，治疗上重在祛痰湿。

问：这与咱们说的吃油腻太多，生痰，中风，是不是一个道理？

答：是呀。我们认为这些人对中风的原因进行了补充说明，都有可借鉴之处。但陈修园老先生认为这些都是"小家伎"。他认为不管哪种病因，最终都是身体里的气不能正常运行，只要是气不正常运行，那就是邪风。所以，也就没有真中风、类中风的分别了。

8. 中风最正宗的治疗方法

问：天外有天，人外有人。那中风后遗症怎么办？

答：《医学三字经》有"喑（yīn）㖞（wāi）斜，昏仆地，急救先，柔润次，填窍方，宗金匮"，就是说，中风表现多种多样，轻的以不能说话，口眼㖞斜，一侧身子活动不灵便为主；严重的直接昏迷不醒，倒地不起。这时候要先急救，等人清醒了，再考虑怎么调理身体。没昏迷的，是因为身体里正气不足，才出现气血运行不正常的，要依据《金匮要略》里面的方法把空虚的地方填补好。

问：哦，就是要学《金匮要略》。

答：对的，陈修园老先生在《医学三字经》医学源流部分就写明了，学医必须要从经典学起。经典中最重要的就是《黄帝内经》《伤寒论》和《金匮要略》。

问：经典之所以称为经典，是值得我们后世一直传承的呀。

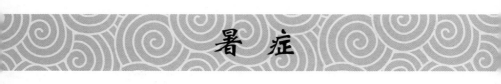

暑症

伤暑病　动静商
动而得　热为殃
六一散　白虎汤
静而得　起贪凉
恶寒象　热逾常
心烦辨　切莫忘
香薷饮　有专长
大顺散　从症方
生脉散　久服康
东垣法　防气伤
杂说起　道弗彰
若精蕴　祖仲师
太阳病　旨在兹
经脉辨　标本歧
临证辨　法外思
方两出　大神奇

问：暑症是什么病？

答：暑症是指暑邪损伤人体功能导致的各种病症。最常见就是老百姓说的中暑。在夏天，若人表现出发热、全身无力、呼吸困难、胸闷、恶心等症状时，大多是中暑。

1. 中暑的西医认识

西医学认为中暑是人体不能耐受高温潮湿的环境，体内产生的热量多于散发的热量而导致的。在无风状态时更容易出现，年老体弱者多见。根据病情严重程度，分为三种类型：先兆中暑、轻症中暑和重症中暑。重症中暑会因为心、肝、肾等多脏器功能衰竭而迅速导致死亡。所以，该病关键在预防。

问：那是不是通风、降温、去湿就行？
答：对的，这是预防的关键。

问：那待空调屋里最好。
答：空调屋是舒服，不过，您可能也听说过，近年来流行的一种现代疾病——"空调病"。该病就是人长期处在空调环境中，出现以头晕、头痛、食欲不振、上呼吸道感染、关节酸痛等症状为主的一种疾病。后面还会跟您聊到一种另类的中暑，也与过度使用空调有关。

2. 暑邪伤人的特点

问：哎呀，一直待在空调屋里也不行，那怎么样才好呢？
答：关键在于顺其自然。咱们先了解一下"暑"邪致病的特点。

首先，暑为夏季火热之气所化，性质炎热，火热属阳，暑邪也属阳邪。因此，暑邪伤人，大多出现一系列热性的症状，如发热、心烦、面红、脉象洪大等。

其次，暑热的升散之性，向上会扰动心神，让人心烦不安。侵犯人体后，会导致皮肤舒张开泄，汗出过多。汗出太多，会耗伤体内的津液，因为汗就是体内的津液排出体外的一种表现形式；津液不足，人就会表现出口渴引饮、尿发黄、尿少的症状。在大量出汗的同时，看不见的气也会随着排出，导致气也虚。由此可见，暑邪侵袭人体可能会出现气不够用的表现，如全身无力，甚至突然晕倒，不省人事。

最后，夏季除气候炎热，还常雨水较多，空气湿度较大。暑邪升散，使皮肤舒张开泄同时，往往也给湿邪开放了道路，这就是我们常说的暑多挟湿的原因。因此，患者除了有发热、烦躁、口渴等暑热症状，还会有全身发沉、胸口发闷、腹胀、恶心想吐、大便不成形且有排不净的感觉等湿邪阻滞的症状。

3. 夏天如何养生

问：夏天就是暑气明显，怎么才能不让暑湿伤着呢？

答：《黄帝内经》中早就告诉大家了。"夏三月，此谓蕃秀，天地气交，万物华实"，这个季节能够这么热闹、繁盛，也与暑湿加持有关。我们只需要顺应它的特点，与它一起热闹一下，活跃起来就行。

问：怎么热闹活跃呢？

答：《黄帝内经》中在介绍季节特点的时候，紧接着就说了如何配合，在夏三月里是"夜卧早起，无厌于日，使志无怒，使华英成秀，使气得泄，若所爱在外"，并且说"此夏气之应，养长之道也"。就是说，夏天白天时间长，夜晚时间短，天黑得晚，人就应该跟着大自然的节奏，天黑了再睡觉，天刚亮就起来，那么热，还那么大的太阳，不能讨厌它，得适当晒晒。就好像自己喜欢的东西在外面一样，心情愉快地在外面疯玩儿，让汗淌出来，气也随着泄出去。

问：夏天那么热还晒太阳，大家都在防晒，尤其是女孩子，晒黑了不好看呀。再说，不是容易晒出皮肤癌吗？另外，还有很多人会紫外线过敏呢。

答：这反应有点激烈了。问题较多，说来话长。

4. 皮肤癌与晒太阳

先说说皮肤癌吧。皮肤癌在我国的发病率低，美国较高，但即使是发病率高的美国，也没必要强调防晒。2014 年，王哲老师在《健康管理》杂志发表了一篇非常客观的论文，告诉大家，防晒是美国皮肤病学会（AAD）为预防美国高发的皮肤癌提出的建议。皮肤癌分三型，有基底细胞癌、鳞状细胞癌和黑色素瘤，其中，基底细胞癌是最常见的皮肤癌，但很少有人死于这种癌。最值得关注的是死亡率在 15%～20%、占皮肤癌死亡总数的 75%、每年新发病率 7 万多例的黑色素瘤，相对于美国的皮肤癌发病数据来说，强调防晒的必要性都有些夸大其词。因为防晒只能预防将近一半的皮肤癌，并且无法解释黑色素瘤出现在根本没有被太阳晒到的部位。文章明确指出紫外线只是皮肤癌的危险因素之一，这种危险并非指的那些日常日晒，而是有以下几种可能：一是晒伤，特别是童年时晒伤；二是过度日晒，也包括用紫外线灯；三是居住在热带；四是其他危险因素，包括家族史、个人史、肤色、免疫功能低下、接触放射线或者砷等物质。对于中国人来说，更值得了解的是皮肤癌与肤色有关，皮肤中的黑色素越多，得皮肤癌的机会越低。皮肤癌在白种人中发病率高，在其他人种中发病率很低，如在亚洲人中，皮肤癌只占癌症总数的2%～4%。中国人最常见的皮肤癌类型是预后很好的基底细胞癌。

从黑色素瘤导致的死亡率上看，这是一种只有白种人且是白种男人多发的肿瘤。因此，美国权威机构的建议主要适用于白种人，并不一定适用于中国人，综合其利弊，彻底防晒对中国人来说是一个不正确的推荐。

问：哦，那我们中国人就不用担心这个病吗？

答：基本上不用太担心。再说了，晒太阳还有其独特的好处呢。其中最为大家熟知的就是维生素D。维生素D是人体必需的营养素，人体自身不能合成，需要通过日光照射或食物摄入获得。维生素D通过作用于其受体发挥作用，而维生素D受体广泛存在于人体的多种组织细胞中，如骨骼肌细胞、心肌细胞、胰腺B细胞、血管内皮细胞、神经细胞、免疫细胞及成骨细胞等。研究表明，维生素D除具有调节钙磷平衡和维持骨骼健康的作用，还具有其他更为广泛的生物学效应，如调节免疫、抗肿瘤、防治代谢综合征和保护中枢神经系统的功能等。2011年，《青岛大学学报（医学版）》发表过一篇论文，论述了维生素D缺乏与骨软化、佝偻病、肌肉无力、骨质疏松、多发性硬化症、心绞痛、心肌梗死、心力衰竭、高血压、糖尿病、哮喘、慢性肾脏病、抑郁症、精神分裂症、认知障碍和孤独症，还有妊娠期多种疾病相关，甚至影响到肿瘤的预后。随着医学的进步，会发现有越来越多的疾病与缺乏日光照射有关。中国人都知道"万物生长靠太阳"。

问：夏天太晒了，大太阳都吓人。怎么晒呀？

答：从中医学角度来讲，就是"度"。夏天是说"无厌于日"就行，别讨厌它。

问：怎么才是适度？

答：有太阳就晒，晒得不舒服了就躲。饿了就吃，渴了就喝，乏了就歇。人都是有本能的，而本能就是保护您的最好方式。夏天一早太阳还是很温和的，这时候出门活动一下，见见阳光，到中午，太阳照到身上都有火辣辣的感觉，那就躲起来，到傍晚再出来活动，大家好像都会这样进行自我保护。只是提醒一点，别抹防晒霜就行。

5. 阳光过敏的脱敏疗法

问：现在女孩子防晒都快成本能了。有的是一晒就过敏，那不得防晒吗？过敏也是不舒服呀。

答：这是缺乏日晒产生的不良反应，建议采用日光脱敏疗法，少量多次，反复接受日晒。从中医学角度来说，日光性皮炎主要是由于体内水湿停滞，阳光照射后，皮肤表面血管扩张，水湿要从皮肤排出，但出汗速度比不上水湿往皮下调动的速度，水湿顶在皮下，却出不来，就会引起局部红肿、瘙痒，严重的挠抓过后还出水。湿疹很多也是这个问题。因此，大家需要吃得清淡点，让水湿不过多产生，再适当运动，出点汗，让水湿可以多排出去点。再晒晒太阳，补补阳气，使身体内阳气充足，水液运化正常，就可以保持健康。

至于晒黑，这就是一个审美的问题。中国人是黄种人，天然的肤色应该是小麦色，但中国人认为"一白遮三丑"，所以喜欢肤白。相较于欧美国家的白种人，他们的审美标准更加理性，更加健康。他们一般喜欢健身、旅行，很少有宅在家里，所以白皮肤很少，更追求小麦肤色及好身材。我们有他们美慕的肤色，却刻意改变，这事儿真值得我们思考。

问：那万一晒中暑了怎么办？

答：先看看是什么状态下发生的。《医学三字经》里有"伤暑病，动静商"。就是说，中暑要看是活动状态下出现的，还是安静状态下出现的。活动量大引起的被称为"阳暑"，安静状态下出现的被称为"阴暑"。

6. 阳暑的理解与调治

问：阳暑怎么理解？

答：《医学三字经》里说"动而得，热为殃"，就是说在热的环境下，又活动产生大量的热，这时候的中暑，就是热伤着了。这应该是大家最容易理解的一种中暑。

通常在比较热的环境里，稍一活动，人就出汗，汗出时把身体里的热量和代谢物都排出去了，夏天出汗，也是为了排出暑气。但这时，人的身体会缺水，就想喝水，应该及时补充，身体才会有足够的水分再往外排，再把多余的热和体内的代谢物排出去。如果没及时喝水，那身体缺水，汗就不够了，体内的热也就不能继续往外排。这种干热的状态就是最典型的阳暑。

当然，还有一种特殊情况，在潮湿环境里，人活动后出汗，因为环境里的湿度很大，而汗排出困难，甚至环境里的水气都会让皮肤表面潮乎乎的。这时，身体里的热往外散很困难，人会感觉烦躁发热，发闷恶心，身体没力气。这种是另类的"湿热"型阳暑。

不管哪种阳暑，关键都是有热不能散出。

问：怎么治呢？

答："六一散，白虎汤"，告诉大家，阳暑可以用六一散和白虎汤治疗。

六一散为滑石和生甘草两味药，按照6：1的比例配出来的，也是六一散名称的由来。方中用大量的滑石为君药，因其甘淡而寒，质重体滑，其淡能利湿，寒能清热，重能下降，滑能利窍，可清暑利湿通淋，为主药；少量甘草为佐使药，甘草性味甘平，归心、肺、脾、胃经，可和其中气，并缓和滑石的寒滑之性，使邪去而正不伤。本方清热祛湿，健脾胃，用于治疗"湿热"型阳暑。

白虎汤由生石膏50g、知母18g、甘草6g、粳米9g组成。方中生石膏为君药，性质辛、甘、寒，入肺、胃经，有透热出表的作用，可以清肺胃的热；知母为臣药，性苦、寒而润，既可以助生石膏清肺胃之热，又可以生津除烦而止渴，补益损伤的津液，二者配伍，可增强清热生津的作用。粳米、甘草为佐药，可以益胃生津，还可以防止上述苦寒药对身体造成损伤，并能调和所有的药性。本方清热养阴，用于治疗"干热"型阳暑。

问：那怎么预防阳暑呢？

答：针对原因预防即可。"干热"型阳暑是因为热且伤津，没补充上，可以吃点绿豆汤、薏苡仁水。这也是大家在夏天最常用的避暑食疗方。其他还有红豆薏苡仁水、冬瓜汤、绿茶、柠檬水等，大家都可以试试。另外，有一味常见的解暑良药"西瓜翠衣"，就是西瓜吃完后扔掉的绿色瓜皮，越靠外皮，清热的作用越强，用它煮水喝，清热解暑生津止渴。我们通常在夏天用刀把西瓜外皮切下来，最外层的翠衣也削掉，因为太硬了吃不下，将中间那层瓜皮凉拌吃，味道不错，也防止中暑。天气太热了，也会煮点最外层的西瓜翠衣喝。大家也可以试试。

对于"湿热"型阳暑，既要清热，又要祛湿。前面的绿豆、薏苡仁、冬瓜、西瓜翠衣都可以用，它们能清热，但是在这时候，恶心欲吐，更不愿喝那么多水，可以少加点水，就是绿豆饭、芡实饭、红豆薏苡仁饭、炖冬瓜、拌西瓜翠衣等。另外，要关注祛湿。风能胜湿，通风是关键，没有风就开风扇。如果有除湿设备就开除湿设备，环境改善也非常重要。

问：是不是不湿了，热的感觉也就好很多？

答：是的。汗出可以把体内的热散发出去，只要有充足的液体补充，出现中暑的可能性就很少。平常注意多运动，适当吃些健脾祛湿的食物，如鲫鱼、胡萝卜、苹果、淮山药、莲子、猪肚、鸭肉、莴笋、扁豆等，体内无湿气，抵抗暑湿的能力也会强些。

7. 阴暑的理解与调治

问：哦，还是"正气存内"重要。那刚才说的"阴暑"怎么理解呢？

答：《医学三字经》中说"静而得，起贪凉"。就是说，没怎么活动就中暑了，原因是怕热贪凉。这种中暑就是"阴暑"，过去是因爱吃凉，现在更多是空调屋待时间长了，冷气吹多了导致的。

问： 啊？凉还能中暑？

答： 对呀。夏天天气热，全身代谢加速，血管扩张，血液运行加速，皮肤毛孔开放，汗出得多。很多人为了舒服，都喜欢找凉快地儿待着，适度还可以，比较舒服。贪凉的就可能温度过低，或者时间过长，寒气就会从开放毛孔等部位进入身体，人就会受凉，出现感冒的症状，表现出《医学三字经》里所说的"恶寒象，热逾常"，就是怕冷，发高热。

问： 那与普通的感冒发高热有什么不一样的？

答： 不一样的地方在于体内有暑气。暑气表现在身体快速代谢，快速修复和快速生成的是正常应该在身体里的，那些代谢生成的垃圾也很多，需要随着汗液排出体外的。但在寒气入侵以后，会让毛孔收缩，身体里面的汗就排不出，那身体里正快速生成的垃圾也就不能随着排出，您想身体里会是什么样的状态？

问： 这让我想起夏天的垃圾箱，不会也臭了吧？

答： 有点意思，这就是阴暑与普通感冒不一样的地方。《医学三字经》说的"心烦辨，切莫忘"，就是告诉大家，阴暑有心烦的特点，辨证时千万不要忘了。心主神明，主血脉，体内代谢产生的垃圾增多，瘀滞会生热，与夏天的垃圾箱臭了差不多，再加上夏天本身的暑热之气，就会使血管扩张，血液运行加速，血里的垃圾都有味儿了，那肯定会扰动心神，让人心烦，就像大家看到垃圾时的心理一样。

另外，这种贪凉的人往往还会给自己加点冷饮，胃肠道也就冰镇了一下，寒湿伤脾胃，气机不畅，出现胸闷泛恶、腹痛泄泻的症状。

问：那怎么治呢？

答：《医学三字经》有"香薷饮，有专长"，就是说香薷饮是治疗阴暑的专用方。香薷饮由香薷 12g、厚朴 4.5g、白扁豆 6g、甘草 3g 组成。香薷，性味辛温芳香，入肺、胃经，有"夏月麻黄"之称，为君药，能解表散寒，祛暑化湿；厚朴，性味苦、平、温，归于脾、肾、肺、大肠经，为臣药，能燥湿和中、行气除满；白扁豆，性味甘、微温，归脾经和胃经，为佐药，起清热涤暑，化湿健脾的作用；甘草，性味甘温，能入"十二经"，为使药，既引方中诸药直达十二经，又起调和诸药的作用。

问：您一直说的君药、臣药、佐药、使药是什么意思？

答：这是中医大夫开处方时用的配伍组成基本原则。按药物在方剂中所起的作用分为君药、臣药、佐药、使药。君药是针对主病或主证起主要治疗作用的药物，是方中不可或缺，且药力居首的药物。臣药是辅助君药加强治疗主病或主证，或是针对兼病或兼证起治疗作用的药物，在方剂中的药力小于君药。佐药有三种情况，一是佐助药，也就是协助君、臣药以加强治疗作用，或直接治疗次要兼证的药物；二是佐制药，就是制约君、臣药的峻烈之性，或减轻或消除君、臣药毒性的药物；三是反佐药，也就是根据某些病症之需，配伍少量与君药性味或作用相反而又能在治疗中起相成作用的。使药有两种情况，一是引经药，也就是能引方中诸药到达病位的药物；二是调和药，也就是具有调和方中诸药的作用的药物。其在方中之药力较小，用量亦轻。甘草因能入十二经，所以，临床经常用作使药。

问：哦，明白了，这开方也跟古代朝堂治理国家一样，真有意思。那能不能预防阴暑呢？

答：能呀。那就是该热就热，夏天别贪凉，就是别过度，开心地出去玩儿，备个大水壶，装点儿温水，让汗好好流一流。《黄帝内经》说"暑当与汗皆出，勿止"，就是告诉大家，出汗是解暑的最好方法。

8. 心脏病人的夏天养护

问：有人患心脏病，不能出汗吧？

答：您多虑了。夏天是需要心脏多工作的季节，也是最好的养心季节，说心脏病不能热，是因为出汗多了，心脏需要多跳几下，会让心脏不舒服，怕累出问题。但如果不出汗，心脏也得不到锻炼，会更没力气的，与人不运动一样。一活动就累，可是越不动越弱。要强壮起来，就得慢慢增加运动量，关键是适度。在《黄帝内经》中言"夏三月……使气得泄，若所爱在外……逆之则伤心"，告诉您，不出汗也会伤心的。简单点理解，出汗后，身体里的代谢垃圾会随汗排出，这样对心脏有两个好处，一是心脏得到的血液供应中就少了代谢垃圾的毒害，二是心在液为汗，出汗后，心液适当外泄，心脏也能得到适当的锻炼，会更强壮点，关键是把握好度。

问：怎么把握度？

答：心脏一有不适，立即停止，也就是跟着感觉走。最好做自己喜欢的事儿，那样心情好，气机舒畅，活动后有不舒服，那就是过度。《黄帝内经》里说夏天要"若所爱在外""使志无怒"，就是告诉大家夏天要开心一点，对心脏有好处。

问：伏天多泡温泉出出汗行不？

答：可以呀。喝茶也行。当然，最好的还是户外运动出汗。大家都知道，户外空气好，汗液消得也快，这样有利于解暑。另外，自己运动出汗，是身体主动排毒，体内代谢加速，更容易排出体内的代谢垃圾。因此，高兴点儿，主动些，活动活动，让身体出汗，就不用担心出现阴暑了。

9. 夏天如何喝水

问：有时，夏天喝水喝多了，尤其是喝凉水，经常会觉得腹胀，不舒服，也不想吃饭，这是中暑吗？

答：这是夏天暑气重才会出现的特殊情况，虽然不属于典型的中暑，但在《医学三字经》暑症中也有交代。"大顺散，从症方"一句从的"症"指的是夏喝凉水后引起的不舒服，这时用大顺散治疗。因为夏天暑热明显，出汗较多，需要喝的水也多，如果喝的水再偏凉点，腹部一下子吸收不了所有的水分，而凉点的水进肚子，温度一降低，腹部的血管就会收缩，更不能好好吸收利用这些水，就会出现水积的现象，还会因凉气导致腹泻、腹痛。腹泻后，身体里的水分更不足，还会出现口渴想喝水、全身没力气、不爱吃东西的症状。

问：我们有时候喝凉水不解渴，也是这个原因吧？

答：对的。

问：那它与阴暑有什么不同呢？

答：这个问题问得好。两者都是贪凉引起的，这是它们相似的一点，但是，阴暑外来寒邪明显，有明显的高热。这不是外寒，而是内寒，可以是喝凉水伤了，也可以是本身阳气不足，水进来相对多点，自身化不掉，表现出内有寒饮，更多的是腹痛、不愿吃饭、腹泻等胃肠道症状。

问：哦，大顺散有哪些药物？

答：大顺散由甘草 15 份，干姜、杏仁、肉桂各 2 份组成，一次用 6g。脾的特点是喜燥恶湿、喜温恶寒，大顺散重用甘草，为君药，配杏仁以利气调脾，用辛热燥烈，入心经、肾经的干姜配合味辛、甘、香、辣、气大热，入肾、脾、膀胱、心包、肝经的肉桂，都是辛甘发散的药，可以散寒燥湿，将被凉气困住的阳气升发出来。

大顺散只是解决肚子里水多的症状，是一个从症方。这也给大家提醒，平时感到口渴就喝点水，不要等渴大了，一下子喝一肚子水，可能会因为调整不过来而生病。夏天最好的解暑方式是小口喝热茶。火气重的可以喝点生茶，阳气不足的，可以喝点熟茶，都可以促进代谢，有利于顺利渡过夏天。

问：不用药行吗？

答：不严重的情况下，那可以用点烤制品，如烤馍片、焦米，能稍微缓解一下。最好用灸，灸中脘就行。中脘在脐上，在心口窝到肚脐的中点，是六腑的气汇聚的地方，又是胃气在腹部聚集的地方，能补中气，化水湿。灸中脘比服用大顺散方便。

10. 生脉散的好处

问：哦，那阴暑、阳暑都讲完了，是不是暑症就介绍完了呀？

答：那可没有，还有些高级的没讲呢。《医学三字经》里还有"生脉散，久服康"，告诉大家，经常喝点生脉散，身体就健康了。

问：生脉散是什么？

答：生脉散里有人参 15g、麦冬 9g、五味子 6g，一共三味药，可以起到益气生津、敛阴止汗的作用。本方主要用于暑热耗气伤津导致的病症。暑热使人汗出过多，津液外泄，气随着津液排出体外过多，导致气津两伤，表现出气短懒言、神疲乏力、咽干口渴、舌红少苔，脉虚数或虚细。方中人参甘、微苦、平，归脾、肺、心经；能益元气，补肺气，生津液，为君药。麦冬甘、微苦、微寒，归肺、心、胃经；可以养阴润肺，益胃生津，清心除烦，用作臣药，配合人参，益气养阴力量更强。五味子酸，温，归肺、肾、心经；可以敛肺止汗，生津止渴，宁心安神，为佐药。三药合用，一补一润一敛，益气养阴，生津止渴，敛阴止汗，使气复津生，汗止阴存，气充脉复，故称"生脉"散。

《医方集解》说："人有将死脉绝者，服此能复生之，其功甚大。"该方还可以用于久咳肺伤，气阴两虚的情况。临床上看到汗多神疲，体倦乏力，气短懒言，舌干红少苔，脉虚数的；或者久咳肺虚，气阴两虚证；干咳少痰，短气自汗，口干舌燥，脉虚细的，都可以用这个方子。

问：那是不是夏天大家都喝生脉散就没事儿了？

答：这个方子用起来还是得对证，关键是气阴两伤，纯虚无邪的才可以使用。有外邪或者只是暑热虽然明显，但气阴还没伤的，就不能用。

问：那怎么知道是不是还有外邪呢？

答：看有没有恶寒的症状，再摸一下脉，如果手指轻轻放在寸口脉上，就能感觉到，大点力量按压，脉搏感觉稍弱但是不空，再微抬点手指，感觉泛泛而有余，就好像水上漂木，就是我们所说的浮脉。恶寒和浮脉同时出现，就是有外邪。

问：那不用生脉散，还有别的方法吗？

答：有的，不是必须吃药的。其实，大自然往往会给我们提供足够的应对物资。夏天的水果为什么那么多？那是为大家消暑准备的，如最常吃的西瓜，个大，水分多，产量高，是特别好的消暑益气食品。其他的如草莓、枇杷、香蕉、杨梅、火龙果等，都有清热养阴、生津止渴的作用。

另外，夏天各大饭店常有酸梅汤配给，也是为了应对夏天的特殊气候，能起到益气养阴的作用。酸梅汤多以乌梅为主，适当配点陈皮、甘草等中药，味道不错。很多人会自己做，网上也有很多配方，很方便。

11. 健脾胃的重要性

《医学三字经》里还有"东垣法，防气伤"，说的是益气健脾的防治暑邪思路。金元四大家之一的李东垣强调调理脾胃，创造了一个方子叫"清暑益气汤"，黄芪3g，苍术3g，升麻3g，人参1.5g，神曲1.5g，橘皮1.5g，泽泻1.5g，白术1.5g，麦冬0.9g，当归身0.9g，炙甘草0.9g，青皮0.8g，酒黄柏0.4g或0.9g，葛根0.6g，五味子9枚。方中黄芪甘温补气为君药，人参、橘皮、当归、甘草，甘微温补中益气，为臣药；苍术、白术、泽泻渗利除湿；升麻、葛根甘苦平，解肌热，又都有升发之性，还能以风胜湿，助祛湿气。湿胜会困脾，使脾不能正常运化，出现食物不能正常消化且腹部胀满的症状，用炒神曲甘辛，青皮辛温，消食快气。肾恶燥，"急食辛以润之"，用味苦、辛寒的黄柏来泄热补水。另外，以人参、麦冬、五味子酸甘微寒的性味，救暑邪伤肺，为佐药。

问：这个方子有点复杂，不太好记。

答：对呀。仔细看就能看出来，这方子里有补中益气汤和生脉散的影子。大家都知道李东垣的代表方就是补中益气汤，用其健脾益气，固后天之本，湿气容易化掉，津液亏虚容易补足。所以，这个方子对于环境热导致的头痛发热，出汗多，口渴，不想吃饭，胸闷身体发沉，大便不成形、发黏，尿少色深的情况，非常好用。

12. 健脾的食物

问： 可是有很多人不喜欢喝粥，说是一喝粥就腹胀，这是怎么回事儿？

答： 粥只是让营养更容易吸收了，有利于小肠的泌别清浊，也就是方便了小肠的吸收。但是脾喜燥恶湿，因为湿重了，脾需要干很多的活，若干不动，就被湿困住，不能正常运化，表现出消化不良。

问： 那怎么办呢？

答： 别加重脾的负担呀。反方向来就好了，食物水分含量少点，脾就舒服了，就有食欲了。因此，中医有"焦香醒脾"的说法。

问： 什么意思？

答： 字面是说烤焦了的食物能让脾清醒。您想一下，烤焦了的食物的特殊香味是不是让您很有食欲？

问： 对，烧烤、面包，很有食欲。

答： 对了，就吃点它。这也是人们爱吃烧烤的原因。对于脾胃功能不好的人来说，就别吃肉类的烧烤了，吃点烤馒头片、烤玉米面饼子之类的，细嚼慢咽，食欲大好。这时可以再喝点粥、汤类，让胃也舒服一下，别多了胃胀就行。纯干不行，太水也不行，两者平衡，脾胃就都舒服了。中医就是生活文化，关键在调节平衡。

13.《金匮要略》如何理解中暑

问：现在明白了，防中暑一个是健脾胃，一个是补液。

答：是的，您这个认识已经很好了。汉代医家张仲景还有更精当的治疗。《医学三字经》说："杂说起，道弗彰，若精蕴，祖仲师，太阳病，旨在兹。"这告诉大家从经典中学习医道，其中最精当的是医学大家张仲景的思想。在《金匮要略》中，有"太阳中"系列，其中"太阳中暍（yē）"就是中暑的意思，就是要说明伤暑的其实也是外感。张仲景用"太阳"两个字提纲挈领，告诉大家，无论寒、暑，都是外邪。治疗的时候，还是要驱外邪。

《金匮要略》说："太阳中暍，发热恶寒，身重而疼痛，其脉弦细芤迟，小便已，洒洒然毛耸，手足逆冷，小有劳，身即热，口开，前板齿燥。若发其汗，则恶寒甚；加温针，则发热甚；数下之，则淋甚。"中暍本身是有出汗现象的，脉象见弦细芤迟，说明不是伤寒，就是热伤津液，津液受损导致阴阳两虚，因虚出现脉弦细芤迟，芤脉本来是失血的脉象，而汗血同源，血中的津液随汗而排出，血量也减少，故见芤脉。身上的津液少，就有尿少发涩的现象。暑伤气，气不能通达四肢，故手足发冷。这个冷可不是寒，而是一种假象。由于身体虚，虚则不胜劳累,劳累后就会发热。因体虚加上津液亏虚,表现出口开,并且牙齿干燥。当然,本身津液已经亏虚,如果再发汗,津液会更受伤,阳气也更受损,恶寒表现更明显。这本来就是热导致的病症,如果再用温针,更不行了,热上加热,可想而知。如果用泻下的方法,津液亏损更严重,尿少发涩的感觉也会更严重。

因此,治疗前要仔细辨别。《医学三字经》总结为"经脉辨,标本歧,临症辨,法外思",就是说临床根据症状表现的不同,对治疗方法进行调整。

14. 经脉的理解

问:什么是经脉呢?到现在为止,经脉的实体结构没有被科学认证,一直是中医人的心病。

答:虽然是个心病,但一直纠结这事儿的人也不用继续那么纠结了。2021 年 4 月,国际权威医学期刊《循证补充和替代医学》上发表论文,美国哈佛大学的科学家与中国中医科学院团队联合研究,首次清晰观察到沿人体经络穴位迁移的连续荧光线,采用全新的示踪方法在心包经手臂部分获取超过 20cm 的清晰经络荧光影像。据有关报道称,该中美联合的科研研究团队使用同样方法已经观察到了沿其他经络运行的三条主荧光线。随着科学的发展,会有越来越多的证据表明经脉系统的存在。

15.《金匮要略》治疗中暑

问：您说得有道理。那张仲景具体怎么治中暑的呢？

答：《医学三字经》总结为"方两出，大神奇"。就是说张仲景在治疗暑症上的处方分成两类，效果很神奇。

中暑后表现出两大类不同的症状，治疗主要涉及两个方子。

如果平常的体质表现出来的是火气大，脾气比较急，不怕冷就怕热，这类人中暑后，以热的表现为主，出汗多，口渴严重。这种情况下，用的是人参白虎汤，方中有人参 4.5g、石膏 24g、知母 9g、甘草 3g、粳米 12g。其实也就是白虎汤加人参。这里面用白虎汤清热除烦，生津止渴，用人参益气生津。方子很简单，但效果显著。

如果平常的体质表现出来的是总怕冷的，夏天又被冷水伤着了，会出现水湿困在肌肤，全身发沉，不爱吃，也不想喝水，身形还发胖的，那么暑邪入侵后就容易和湿邪夹杂在一起，表现为发热、身体沉重疼痛、脉象微弱等，这时可以用"瓜蒂汤"治疗。

瓜蒂汤更简单，只有瓜蒂一味药。瓜蒂就是甜瓜蒂，也叫甜瓜把、香瓜蒂，性质苦寒，有毒。归胃、肝经。内服有催吐的作用。《神农本草经》记载瓜蒂"主大水，身面四肢浮肿，下水，咳逆上气。"说明它有逐水除热的作用，这里用的是瓜蒂汤，即瓜蒂 20 个，水煎服，只是清热利湿，没有催吐的作用。但是，中药除了配伍，服用方法不同，作用也不同。临床如果把瓜蒂研成粉末，同时加点香豉，方子则名"瓜蒂散"，就有催吐的作用了。

问：妙呀！这么奇妙的用法都介绍了，是不是咱们的暑症就介绍完了？

答：对的。暑症说完了。愿大家夏安！

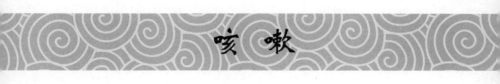

咳 嗽

气上呛　咳嗽生

肺最重　胃非轻

肺如钟　撞则鸣

风寒入　外撞鸣

痨损积　内撞鸣

谁治外　六安行

谁治内　虚痨程

挟水气　小龙平

兼郁火　小柴清

姜细味　一齐烹

长沙法　细而精

1. 咳嗽的理解

问：咳嗽，我知道的，气管炎的人经常咳嗽，还有什么病能让人咳嗽呀？

答：气管炎的人经常咳嗽是西医常识。咳嗽在中医理论体系里是指从肺起，经喉发出"咳、咳"有声的症状，于是以该症状命名了这个疾病，就是让大家在有这个症状的时候，可以很快根据症状查找到病因，并进行治疗。临床上将其分两种，有声无痰的是"咳"，无声有痰的叫"嗽"。

从理论上来讲，大家首先要明确一点，咳嗽是人体的一种保护性措施。它是呼吸道疾病中最常见症状之一，是由于气管、支气管黏膜或胸膜受炎症、异物、物理或化学性刺激引起的。表现先是声门关闭，呼吸肌收缩，肺内压力升高，然后声门张开，肺内空气喷射而出，发出"咳、咳"的声音，并且反复出现，直到把有害物质全部排出，达到清除呼吸道异物和分泌物的保护性作用。长期咳嗽就说明一直有刺激。

问：导致咳嗽的疾病和病因有哪些呢？

答：西医临床上能导致咳嗽的疾病很多。以呼吸系统疾病最为常见，有时胸膜疾病、心血管疾病、神经因素、药物不良反应及心理因素等也可以导致咳嗽。因此，关键还是明确病因。您说的气管炎，只是西医理论中最常见的呼吸系统疾病之一，单就呼吸道疾病来看，导致咳嗽的病因还分若干种，其中导致呼吸道感染的因素有肺部细菌、结核菌、真菌、病毒、支原体或寄生虫感染；导致呼吸道阻塞的因素有呼吸道分泌物、血液、呕吐物或其他异物吸入呼吸道、支气管腺瘤或癌、支气管狭窄（如结核）、肺不张、肺水肿、肺气肿、肺出血、肺泡微结石症、特发性肺含铁血黄素沉着症、肺泡蛋白沉着症等；导致呼吸道受压迫的因素有纵隔肿瘤或淋巴结肿大、胸骨后甲状腺、食管囊肿、憩室或癌、肺门或支气管淋巴结结核、肺囊肿、肺充血或淤血、尘肺、弥漫性肺间质纤维化、结节病、韦格纳肉芽肿、放射性肺炎、肺肿瘤、心脏增大、心包积液、胸腔积液、气胸、胸膜肿瘤等。

问：吸入刺激性气味好像也能导致咳嗽？

答：当然，吸入的刺激气雾有高温气体或寒冷空气、吸烟，吸入刺激性工业气体如氯、氨、光气、臭氧、二氧化硫、氮氧化物或硫酸、硝酸、甲醛等散发出的雾气；还有过敏性因素。其他的还有很多。

2. 以中医学分析咳嗽

问：好了，这就够多了，我先消化一下。咱们还是聊中医吧。中医学认为咳嗽的病因是什么呢？

答：《医学三字经》说"气上呛，咳嗽生"，就是说咳嗽是体内的气体往上走，速度过快而被"呛着了"，由此产生了咳嗽声。从中医学来讲是气不能正常升降，出现异常快速上升导致的。人体与自然界一样，大家能看得到的地球上的水是从地面蒸发到空中，再从空中以下雨、下雪的方式降落到地面。人体里气的上升、下降与自然界水气的上升和下降一样，需要维持平衡。如果升降不平衡，就会出现咳嗽，像地球上发生火山喷发一样。

问：那是什么导致气异常快速上升了呢？

答：我们要知道气是从肺里出来的，还要知道什么让肺里的气异常上升的。《医学三字经》说"肺最重，胃非轻"，就是提醒大家，咳嗽的病位是在肺，但病本要找到胃。

生理上，呼吸是通过鼻、口腔、咽喉、气管、支气管，再到肺，肺和外界空气的沟通最为密切，所以外界一有风吹草动，肺就会最先感应到，要把不利于身体健康的东西排出去，就会咳嗽。这一层理论大家都能理解，不易理解的是胃的问题。

3. 胃与咳嗽

《黄帝内经》曰："食气入胃，散精于肝，淫气于筋。食气入胃，浊气归心，淫精于脉。脉气流经，经气归于肺，肺朝百脉，输精于皮毛。毛脉合精，行气于腑。腑精神明，留于四脏，气归于权衡。"说明食物进入胃中，经过消化，一部分精微布散到肝脏，以滋养全身筋络。食物入胃，其浓厚的精微物质则上注于心，输送到血脉中，血脉中的精气流入大的经脉，都要汇聚到肺，再经过肺的宣发作用，把精气敷布于皮毛，皮毛与经脉的精气会合后，进入大肠，大肠内的精气与这些精气相互作用，产生的气周流于心、肝、脾、肾四脏，使气归于平衡。这是固体食物进入胃后，经肺输送到全身的过程描述。

再看"饮入于胃，游溢精气，上输于脾。脾气散精，上归于肺，通调水道，下输膀胱，水精四布，五经并行，合于四时五脏阴阳，揆度以为常也"。告诉大家水液进入胃中，精气浮游涌溢，通过脾气散布精气的作用，再上输于肺，肺气通调水道，下行输注于膀胱，这样就使水精四布于周身，五脏的经脉一起运行精气，并随着四时气候、阴阳的盛衰、五脏功能状态的改变，调整平衡。这就是液态食物进入胃后，经肺运送至全身的过程描述。

也就是说，所有食物进入胃后，都要经肺运送到全身，而病位在肺的咳嗽，很多时候与胃不能正常工作，导致进入肺里的东西异常有关。这些异常的东西在肺里停滞就形成了痰。我们都知道吐出来的痰都是黏糊糊的，不像水那样流动性好，同样痰在人体内也是一样的，流动性差。这些痰就会使肺内要排出的废气出不去，要吸进来的氧气也进不来，人体就会缺氧，会自动清除掉这些痰，肺就要开合频率加快，想办法让氧气进来，废气出去，就会发生这种有痰的"嗽"。我们平常所说的"脾为生痰之源，肺为储痰之器"也是从这儿来的。

在《黄帝内经》中还专门解释"皮毛者肺之合也，皮毛先受邪气，邪气以从其合也。其寒饮食入胃，从肺脉上至于肺则肺寒，肺寒则外内合邪因而客之，则为肺咳"。告诉大家，肺外合于皮毛，外邪侵袭人体时，皮毛首先感受邪气，然后因为相合的关系内传于肺。寒冷的饮食进入胃中，通过手太阴经脉向上影响肺，从而引起肺寒，手太阴肺经"起于中焦，下络大肠，还循胃口，上膈属肺"，内外联合，邪气留在肺，肺气就要上逆形成咳嗽，为的是把寒气排出去，因为肺只有个上口。

因此，我们在天冷的时候尽量别吃凉东西，那样很容易导致这种咳嗽。

问：哦，原来我们平时遇到的咳嗽都是肺和胃导致的呀，对不对？

答：并不完全是这样的，只能说肺和胃导致的咳嗽是临床上最常见的。

4. 五脏六腑导致的咳嗽

问：除了肺和胃以外还会有什么因素会导致咳嗽呢？

答：《黄帝内经》中有一部分专门提到咳嗽，曰"五脏六腑皆令人咳，非独肺也"。就是说不单单是肺功能损伤会导致咳嗽，如果五脏六腑功能受损，也会使人咳嗽。人体是一个整体，脏腑之间通过经络相互联系，功能上会互相影响，任何一个脏腑受损，都会影响到其他相关脏腑，影响到肺脏，往往就会咳嗽。其实很多病都是这样的。

问：不同脏腑导致的咳嗽怎么区别呀？

答：先说说最简单的肺咳的表现吧。《黄帝内经》曰："肺咳之状，咳而喘息有音，甚则咳血。"就是说，如果是肺的问题导致的咳嗽，症状表现就是咳嗽伴有气喘声，严重的时候会咳出血。

"心咳之状，咳则心痛，喉中介介如梗状，甚则咽肿喉痹。"告诉大家，心脏原因导致的咳嗽，症状表现是咳嗽时会牵连着心痛，咽喉里好像有物梗塞一样，严重的话会咽喉肿痛闭塞，气道就完全堵塞了。这就很严重了，必须抢救。

"肝咳之状，咳则两胁下痛，甚则不可以转，转则两胠下满。"这说明肝病导致的咳嗽会出现两侧胁肋部位疼痛，严重的时候不能转侧翻身，转侧则会导致两边胁肋下胀满。

"脾咳之状，咳则右胁下疼痛，阴阴引肩背，甚则不可以动，动则咳剧。"这指出脾病导致的咳嗽是右侧胁肋下面会疼痛，并且隐隐作痛牵涉肩背，严重的话不可以活动，动就会加重咳嗽。大家要注意一下，那些长期咳嗽，一活动就咳嗽剧烈的，很多是因为脾功能出了问题。

最后说一下肾。"肾咳之状，咳则腰背相引而痛，甚则咳涎。"这说明肾病导致的咳嗽会出现腰和后背相互牵引着痛，严重的时候会咳吐口水，也就是说吐出来的不是痰了。

五脏功能失常导致的咳嗽要分清，针对不同的脏器进行治疗。

问：那六腑导致的咳嗽呢？

答：接下来再谈一谈六腑病导致咳嗽的症状。六腑包括胃、胆、大肠、小肠、膀胱、三焦。五脏六腑按五行都是相互对应的，一般六腑病致咳嗽都是由五脏病时间长了发展而来的。

《黄帝内经》中第一是胃咳。"脾咳不已，则胃受之；胃咳之状，咳而呕，呕甚则长虫出。"脾咳时间久了，就会传到胃，胃导致咳嗽的症状是呕吐，严重的话会呕出蛔虫。当然在现代人们的卫生意识提升的情况下，肚子里很少会有蛔虫，但是在偏远地区，卫生条件稍差的情况下，还是会有的。

第二是胆咳。"肝咳不已，则胆受之；胆咳之状，咳呕胆汁"。当肝病咳嗽时间久了，就会传到胆，胆病导致的咳嗽会表现出伴随着咳嗽呕吐出胆汁来。

第三是大肠咳。"肺咳不已，则大肠受之；大肠咳状，咳而遗失"。肺咳久了，就会影响大肠，大肠病导致的咳嗽表现是咳嗽时会控制不住大便。

第四是小肠咳。"心咳不已，则小肠受之；小肠咳状，咳而矢气，气与咳具失"。心咳久了，导致小肠咳，小肠咳的症状往往咳嗽和矢气同时发生，不咳嗽也就无矢气。这里的矢气是中医病名，就是俗称的放屁。

第五是膀胱咳和三焦咳。"肾咳不已，则膀胱受之；膀胱咳状，咳而遗尿。久咳不已，则三焦受之；三焦咳状，咳而腹满，不欲食饮，此皆聚于胃，关于肺，使人多涕唾而面浮肿气逆也"。肾咳久了，就会累及膀胱，膀胱病导致的咳嗽表现为咳嗽的时候遗尿，不少老年女性会有这个症状，尤其是生完孩子后调养不当，肾虚没有纠正最后导致这种情况。三焦咳是不管哪种咳嗽，咳嗽时间久了，都可能影响三焦，三焦功能受损后表现出来是咳嗽并且腹胀满，不爱吃饭，这些都与肺、胃的气机失常有关，因而产生鼻涕、唾液多并且脸肿，气上逆的症状。这就比较麻烦了，不爱吃饭，那就营养不良，恢复更成问题了，所以咳嗽是需要重视的。

问：无论是哪个脏腑引起的病因，最后都会归结到肺是不?

答：对的。之所以说"肺最重"，是因为肺是咳嗽的主要病位。这与肺的藏象特点有关。

5."藏象"的概念

问：什么是"藏象"？

答："藏象"是中医学特有的概念，与脏器的概念不同。"藏象"又称"脏象"，这里的"藏"通"脏"，"象"指的是征象。藏象就是指藏在身体内的脏腑的生理功能、病理变化表现在外的征象。我们通过身体外在的表象，判断内在的脏腑出现的问题。

问：就是不用取病理呗？

答：对呀。中医理论强调整体观，单独取出来的病理，反映不了真实的病情，并且破坏了整体结构后，势必会伤气。虽然说起气，大家都觉得它看不见摸不着的，但在临床中经常会有人感受到它的强大存在。曾经有位行开胸手术的患者，术后答谢医生和朋友时，说到他手术时，医生打开他的胸腔那一刻，他感觉一股巨大的气从胸中一下子出去了，手术后一直就感觉说话都没有力气。学中医的人可能都会知道这是分布在胸中的宗气泄了，得靠长期的饮食调养和呼吸新鲜的空气慢慢补起来。只要活着，人体全身都运行着气，所以，中医外科没有很好地发展起来。就连骨折都会积极采用保守治疗，而且效果还不错。

6. 肺的外在表象

问：那我们怎么从外面就知道肺出问题了？

答：先说说肺的生理功能。肺最主要的功能就是"主气司呼吸"，能使气向上，向外宣发，也能向内向下肃降。肺主呼吸大家生理也都学过，容易理解。只不过肺主气包括了两个方面，一方面是呼吸的气，另一方面是全身的气，包括所有气的运行、分布。也就是说，肺的功能正常，那全身的气就能正常发挥功能。

肺的第二个功能是"通调水道"。这里可能会有人有疑惑，水不应该是归肾管吗？到这里怎么是肺主管？其实水归肾管是没问题的，但肺能宣发能肃降，主管气的运行，气引导着水运行，能疏通调节水运行的道路，所以说肺"通调水道"。还有一种解释，心的火热力量会蒸腾起大量的水气，而水气要靠包绕着它的肺来冷却一下，才能向下降，在人体里形成一个正常的水气循环。这也是肺通调水道的一个重要表现。

肺的第三个功能是"朝百脉"。这是指全身的血液，都要在肺主管气的节奏下，汇聚到肺，经过肺进行气体交换，然后输布到全身。

再说说从外面哪些部位来看肺功能情况。

综合起来说就是，肺在体合皮，其华在毛，开窍于鼻，在液为涕，在志为悲。

问：这些理论是想说明什么呢？

答：这些就是告诉大家，可以通过皮肤、汗毛、鼻子、鼻涕的正常与否来判断肺功能的好坏。在情志方面，可以从能不能正常表达悲伤情绪来判断肺功能有没有出问题。

问：是不是因为肺有肃降的功能，所以说它五行属金呀？

答：还因为肺有通调水道的作用。《医学三字经》里还说"肺如钟，撞则鸣"。其实也是对应它的金属性，又取两侧肺形状像两个古代的编钟。

7. 外感咳嗽的表现

问：怎么撞的？

答：这个有从外，有从内。"风寒入，外撞鸣"，是说风寒是从外入侵，是导致咳嗽的主要外在因素。

人如果体质虚弱，风寒就会从口鼻直接进肺，或者风摇动毛孔，风寒乘虚进入身体里，都会伤肺。正常的肺在身体里像个风琴一样，要不停地扩张、收缩，才能维持正常的呼吸，以供身体的需要。如果肺里有寒气了，寒气会让肺收缩，就像人冻着了会打哆嗦一样，这时候肺内的气流就要剧烈变化，气被挤得向上呛咳。这是外界因素导致咳嗽最主要的原因。所以，经常咳嗽的人怕冷、怕风。临床上，很多人冷空气过敏咳嗽，就是这个原因。

问：这种咳嗽有什么特点？

答：具体表现为嗓子发痒，咳嗽声音比较大，痰比较稀，颜色发白，说话声音重，并且常伴有打喷嚏、头痛、骨节酸

痛、鼻子不通气、流清鼻涕，或怕冷，稍微有点发热，没有汗
等风寒感冒症状。

8. 内伤咳嗽的表现

问：有从外撞的，就有从里撞的。从里撞的是怎么回
事儿？

答：《医学三字经》说"痨损积，内撞鸣"，就是告诉大家，
过度劳累，内脏的精气受损伤，不能正常营养肺，就是内在因
素导致的咳嗽。

内在因素损伤不同的脏腑功能，使脏腑精气不足，功能
下降，这就是虚痨。这种状态下身体里很多代谢垃圾排不出
去，需要的营养物质产生不了或者不足。这时，肺正常工作所
需要的营养物质不足，反而垃圾还多了，肺就得使劲往外排，
表现出的就是内伤咳嗽。

问：那内伤咳嗽有什么特征？

答：临床以反复咳嗽、咳痰为主要表现，病程较长，也
可以是外感诱发。不同的脏腑损伤导致的咳嗽有不同的特点，
前面也给大家介绍了，但共同的特点都是因为虚，相应的脏腑
功能不足，咳嗽的声音也不大，说话声音也小。

问：哪些因素导致的虚痨呢？

答：《医学三字经》里对虚痨也有介绍，把它的病因总结成
"七情伤，上损是""下损由，房帏弥"，也就是说喜、怒、忧、
思、悲、恐、惊七种情志过度的时候，对人体的损伤是从上往

下的。房事过多会伤肾，对人体造成的损伤是从下向上伤及其他脏腑的。

9. 外感咳嗽的调治

问：这下知道了，咳嗽有外感，有内伤。那外感咳嗽怎么治疗？

答：《医学三字经》说"谁治外，六安行"，就是告诉大家，用六安煎治疗外感咳嗽。

六安煎里面有陈皮4.5g、半夏6g、茯苓6g、甘草3g、杏仁6g、炒白芥子3g、生姜7片。该方由二陈汤加杏仁、白芥子组成。二陈汤大家都知道是通治一切痰湿的方子，加味苦、微温，有小毒，归肺、大肠经的杏仁，加强了祛痰止咳平喘的力量；再加上性质辛温，入肺、胃二经的白芥子，能搜出体内痰结，对寒饮咳嗽有非常好的疗效。因此，该方临床主要用于治疗寒痰咳嗽。

问：这个方子里加的杏仁和白芥子正好对应了"肺最重，胃非轻"指出的影响咳嗽的两个关键脏腑，肺和胃。我知道家里常用的生姜辛、微温，归肺、脾经，能解表散寒、温中止呕、温肺止咳。那我们平时在家喝姜汤是不是也可以？

答：当然可以，对受凉引起的咳嗽最好。而且风寒引起的咳嗽是最常见的，通常情况下，喝点姜汤应对平常的咳嗽就够了。如果寒气重，痰又特别明显，再用六安煎即可。

10. 内伤咳嗽的调治

问：那内伤咳嗽怎么治?

答：《医学三字经》说"谁治内，虚痨程"，治疗内伤咳嗽就按照治疗虚痨的方法，哪虚补哪儿就行。

由情志损伤导致的虚痨主要用归脾汤。

归脾汤是用来治疗阳明病的关键处方。方中有炒黄芪 9g、白术 6g、人参 6g、当归 6g、炒酸枣仁 6g、茯苓 6g、龙眼肉 6g、炙甘草 3g、木香 1.5g、远志 1.5g。

方中用人参、黄芪、白术、甘草四味甘温的药起到补脾益气生血的作用，使气旺血生；用当归、龙眼肉甘温补血养心；用茯苓、酸枣仁、远志宁心安神；木香辛香而散，理气醒脾，与大量益气健脾药配伍，能恢复中焦运化功能，又能防止大量益气补血药滋腻碍胃，使补而不滞，滋而不腻。

由房劳过度引起的，表现出从里向外冒热的感觉，咳嗽没有痰，或者吐血、便血，成年男性还可能会有精液不自主地排出的现象，也可能有嗓子痛，长口疮，牙齿松动，有飘浮起来的感觉。这种情况是肾阴虚，用六味地黄丸；那种表现出全身没有力气，腰部不适，不能进行性生活，总想睡觉，吃得少，大便不成形的，属于肾阳虚，就用金匮肾气丸。

这是常规的治疗方式。

当然，最好是依据《金匮要略》的方法，用小建中汤去调理。

小建中汤有芍药 18g，桂枝 9g，炙甘草 6g，生姜 9g，大枣 6 枚，饴糖 30g。

其中，饴糖甘温质润入脾，益脾气并养脾阴，温中焦并且缓急止痛，为君药。芍药养阴以缓肝急，桂枝温阳以祛虚寒，两味药共为臣药。炙甘草甘温益气，既能助饴糖、桂枝的辛甘之性以助养阳，能益气温中缓急，又能合芍药酸甘化阴，柔肝益脾和营。生姜温胃，大枣补脾，合用能升腾中焦生发之气以调节营卫，为佐使药。六味配合，有辛甘化阳和酸甘化阴的作用，能温中补虚，缓急止痛。在这里从中焦运化正常入手，缓缓调理才能将肾虚引起的脏腑损伤修复。

其他治疗虚痨的还有薯蓣丸、大黄䗪虫丸等应对虚痨复杂情况的方子，感兴趣的可以好好学习一下《金匮要略》。

11. 不同并发症的处理

问：既然虚痨有复杂情况，那咳嗽有没有呢？

答：咳嗽也有。《医学三字经》说"挟水气，小龙平""兼郁火，小柴清"，就是说咳嗽有水气的，用小青龙汤治疗，如果有郁火的，就用小柴胡汤。

这种夹有水气的咳嗽是外面感受了风寒，体内还有水饮，临床表现是咳嗽痰多，并且痰的质地清稀，颜色发白。这时候用的是小青龙汤，方中有麻黄 9g、白芍 9g、干姜 3g、半夏 9g、桂枝 6g、炙甘草 6g、细辛 3g、五味子 3g。

其中，麻黄辛、微苦，温，归肺经、膀胱经，与辛、甘，温，归心、肺、膀胱经的桂枝一起能解表发汗，宣肺平喘；干姜、细辛辛温，可以温肺化饮，辛温的半夏能燥湿化痰；芍药配桂枝调和营卫；五味子可以敛肺止咳，并且防止上述辛温药温散太过而耗散肺气；炙甘草可以缓和药性，益气和中。这些药一起用可以解表化饮，止咳平喘。对于所有寒性的咳嗽都有一定的效果。

对于那种干咳无痰，还伴随早上起来经常感觉口干、口苦、不太想吃饭，心里总有点烦烦的，是因为平常有火没发出来，叫郁火，这时候可以用小柴胡汤。大家知道，肺属金，肝属木，正常情况下，金克木，肺管着肝，但是如果肝的火气大，不听肺的，就会以下犯上，出现的情况叫木火刑金，是五行生克乘侮关系中的一种，就是反克。因为是郁火，这时候从肺上治是治不好的，要从肝上治，用小柴胡来解其郁。

小柴胡汤的组成有柴胡30g，黄芩、人参、法半夏、炙甘草、生姜各9g，大枣4枚。其中柴胡苦平，入肝、胆经，能透解邪热，疏达经气；苦寒的黄芩能清上焦邪热；辛、温的法半夏能和胃降逆；人参、炙甘草可以扶助正气；生姜、大枣能和胃生津。使用该方可以解郁热，和胃气，肺没有郁火扰动，自然也就不咳了。

问：治疗咳嗽的方子中，有什么规律吗？

答：有的。《医学三字经》说"姜细味，一齐烹"，就是告诉大家，治疗咳嗽基本上都要用到"干姜、细辛、五味子"。

《金匮要略》中治痰饮咳嗽，常用小青龙汤加减，对症治疗各种情况，方中的干姜、细辛、五味子一直都用，未被减掉。干姜辛温，可以健脾助肺，能化寒痰水饮，既有补益，又有祛寒邪的作用；五味子酸、甘，性温，能敛肺止咳；细辛味辛，性发散，能入肺经，配合五味子敛肺的同时，还能助肺气宣发。这样能很好地调节肺的宣降功能，使升降正常。因此，在治疗咳嗽的时候，这三味药一直都用。

《医学三字经》作者陈修园老先生感慨"长沙法，细而精"，就是在感慨张仲景医术高明，用药组方细致精当。这里的长沙指的就是张仲景，据说医圣张仲景曾经担任过长沙太守。

12. 咳嗽如何自我调理

问：明白了，用药还得学经典。那除了用药，还有其他方法吗？

答：《黄帝内经》中论述咳嗽时，也说到了治疗，并不是用药，而是用针灸。"治脏者治其输，治腑者治其合，浮肿者治其经"，就是说，五脏病导致的咳嗽，取本经的输穴治疗，六腑病导致的咳嗽用本经的合穴治疗，治疗浮肿病要选取相关经脉的经穴。

大家不会用针也可以用灸，或者可以用手指按揉。是不是很简单？

总的来说，咳嗽虽然复杂，治疗还是有规律可循的。大家平常注意调节好生活方式，防寒保暖，情绪不过激，咳嗽也没什么可担心的。

消　渴

消渴症　津液干
七味饮　一服安
金匮法　别三般
二阳病　治多端
少阴病　肾气寒
厥阴症　乌梅丸
变通妙　燥热餐

问：消渴是什么病？

答：消渴是一个中医病名，是指以多饮、多食、多尿、乏力、消瘦为主要临床表现的一种疾病。现代往往加上一句，尿有甜味，把它与"糖尿病"相提并论。

1. 消渴与糖尿病

问：糖尿病我知道，"三多一少"，就是多饮、多食、多尿，体重减少。确实很像呀。怎么听您说的好像有所保留？

答：是的。我对消渴直接对应糖尿病的观点有所保留。

问：为什么?

答：消渴是以口渴多饮和消瘦为主症的一组疾病。《黄帝内经》有消瘅、消中、消渴、风消、膈消、肺消的不同说法，而现在是以一个消渴把所有的病症都包含在里面了。病名不同，发病机制就不同，治疗方法也不同。后面只能给大家介绍一下部分重要的治疗理念。

问：哦，那您对糖尿病怎么看?

答：糖尿病是西医的病名，它是一组由多病因引起的以慢性高血糖为特征的代谢性疾病，是由于胰岛素分泌和（或）作用缺陷引起的。它的典型症状为"三多一少"，就像您所知道的那些一样，可伴有皮肤瘙痒。

临床现在分成四型：1型糖尿病、2型糖尿病、其他特殊类型糖尿病和妊娠糖尿病。最常见的是2型糖尿病，我们就简单介绍一下。

2型糖尿病的病因西医现在还不明确，它最可怕的不是血糖增高，而是患者体内长期的碳水化合物及脂肪、蛋白质代谢紊乱引起的多种慢性并发症。

常见的如糖尿病视网膜病变引起视物模糊，甚至完全失明；糖尿病肾病导致肾衰竭，需要透析或换肾治疗；糖尿病周围神经病变，让患者手脚麻木甚至失去知觉，常伴随感染，导致糖尿病足，需要截肢，因而致残；糖尿病患者体内的代谢紊乱，引起心脏微血管病变和心肌代谢紊乱，导致心肌广泛灶性坏死，会诱发心力衰竭、心律失常、心源性休克和猝死……还会因为生活方式或情绪等方面的不适应，出现急性严重代谢紊乱，表现出糖尿病酮症酸中毒、高渗昏迷等严重并发症，抢救不及时可导致死亡。这也是目前糖尿病治疗仍然不能说是成功的原因，仅控制了血糖，并没有控制并发症的发生。

问：那这是什么原因呢？

答：个人认为，血糖高、血脂高都只是结果，并不是原因，找不到导致它们升高的原因，只是一味降糖，怎么可能控制并发症呢？西医早就更改了糖尿病患者的食谱，由原来的忌主食，改为米、面、菜这类碳水化合物要占大比例，降低鱼、肉、蛋、奶、油这些蛋白质和脂肪类食物的比例。有的老中医在治疗糖尿病时让患者吃红糖，效果还很好，这些都值得思考。

问：您前面说消渴不能直接对应糖尿病，还有什么病考虑消渴呢？

答：甲状腺功能亢进症，脖子肿大也不明显，就是干吃不胖，喝水也多，可以参考该病进行调理。

2. 甲状腺功能亢进症与瘿病

问：甲状腺功能亢进症，中医叫瘿瘤吗？

答：大脖子病是瘿瘤的一种，又叫瘿病，最典型对应的西医病名"单纯性甲状腺肿"，包括地方性甲状腺肿和散发性甲状腺肿两大类。

地方性甲状腺肿常出现在缺碘地区，与缺碘有关；也有高碘性地方性甲状腺肿，与碘摄入过多有关。晚期亦可呈结节性。

散发性甲状腺肿是在地方性甲状腺肿区域以外发生的甲状腺肿，发病可能与甲状腺激素需要量增加、长期摄入某种食物或药物、酶缺乏、遗传等因素有关。

问：患者有什么症状吗？

答：患者一般无自觉症状，以甲状腺呈弥漫性对称性肿大为主要临床表现。如果患者出现因甲状腺肿大严重引起的压迫类症状，可以通过药物、手术等方式进行治疗。

问：甲状腺功能亢进和中医的瘿病有什么不同吗？

答：中医的瘿病以颈前喉结两旁结块肿大为基本临床特征。

甲状腺功能亢进是以甲状腺激素过多而引起的甲状腺毒症，以神经、循环、消化等系统兴奋性增高和代谢亢进为主要表现。甲状腺肿大仅仅是其一个可能明显，可能不明显的体征。较之突出的有甲亢眼病，表现出眼裂增宽、突眼、眨眼减少，或者过度流泪、怕光、眼红、眼肿等。

甲亢性心脏病常有心律失常、心肌损伤、心肌肥厚、心脏扩大等；还可能出现周期性瘫痪，走不了路。更严重的可能因为病情急剧恶化，导致全身代谢严重紊乱，心血管系统、消化系统、神经系统等功能严重障碍，抢救不及时，可能会丢命的。

问：哦，甲状腺功能亢进症这么严重，也就是瘿病如果肿大不严重，一般就没问题呗？

答：对的，缺碘地区使用加碘盐，高碘地区限碘，使本病的发病率大大降低了。甲状腺功能亢进症部分患者是以吃得多、喝得也多，但不胖，甚至体重持续下降为早期表现时，参考消渴治疗即可。当然，如果甲状腺功能亢进症患者最后甲状腺功能控制挺好，但脖子大得明显，消不掉，那就要参考瘿病的治疗，以消瘤为主。以何种方法治疗，关键是看症状。

问：我听说甲状腺功能亢进症容易反复，真的吗？

答：既然说甲状腺功能亢进症，那您说的应该是用的西医治疗。甲状腺功能亢进症的病因尚未完全清楚，治疗以用抗甲状腺药物治疗为主，用药从控制住甲状腺激素水平，到减量、维持剂量，再到停药，大多需要一年半的时间。控制病情后，会因为剧烈的精神刺激或精神创伤，如忧虑、悲伤和惊恐等，使甲状腺功能亢进症复发。因此，情志调节很重要。

问：不是甲状腺功能亢进症的患者对别人脾气不好吗？怎么还成了别人刺激他了？

答：哈哈，是呀，这是个恶性循环。患者因为体质的原因容易被激惹，情绪也会刺激到别人。但因为他身体有问题，不能自控，所以大家还是要照顾一点他。

问：哎呀，那好吧。面对这样的人，我们都注意点。我们还是继续听听消渴吧。消渴有没有什么共性的特点？

答：有呀。《医学三字经》说"消渴症，津液干"，就是说消渴主要是因为津液不足。

3. 津、液的概念

问：什么是津液？

答：我们可以将津液理解成人体内大多数正常的水分，是由吃进胃里的饮食经过消化吸收后转变来的，能营养滋润全身，并且具有一定流动性的成分。一般来说，质地相对较清稀，流动性比较大，分布于身体表面的皮肤、肌肉和鼻孔、耳道之类的孔窍，并能渗注到血管，起滋润作用的，这些称为津；那些质地比较稠厚，流动性比较小，分布在骨关节、脏腑、脑、骨髓等组织，起濡养作用的，这些称为液。津和液之间可以相互转化，二者常并称"津液"。

问：那津液是由什么器官主管的呢？

答：大肠和小肠。大肠主管津出现的病症，小肠主管液出现的病症。

正常情况下，一个成年人每天分泌到胃肠道的各种消化液能达到6～7L，如果每天再喝进1L以上的水，合起来7～8L的液体只有150ml左右是从大便排出去的，其他都会通过大肠、小肠重新吸收后，少部分通过排尿的方式排出体外。通常情况下，每个成人每天的尿量在1500～2000ml。其他大部分都被重吸收后运送到全身各个部位，供给人体代谢所用。

4. 消渴的简易治疗

问：哦，明白了。既然是津液不足了，那用什么方法直接把津液补足了，消渴不就治好了吗？

答：有人是这样治疗的。《医学三字经》有"七味饮，一服安"，就是说的明代赵献可的经验。凡是口渴明显，体重下降的，治疗的时候就用六味地黄丸的配方药料一斤，加上肉桂一两、五味子一两，加水，最后煎成六七碗的汤，让患者把药汤放凉了以后，当水喝，很多时候，患者喝一天，睡一觉起来就不渴了。所以说"七味饮，一服安"。

问：这么好用！什么道理？

答：大家可能都知道，六味地黄丸通常是用来补肾的药。六味地黄丸由熟地黄 24g、山萸肉 12g、山药 12g、泽泻 9g、牡丹皮 9g、茯苓 9g 组成。其中，熟地黄有滋阴补肾，填精益髓的作用，为君药；山萸肉补养肝肾，并能涩精，有"肝肾同源"之意；山药补益脾阴，也能固肾，一起作为臣药。这三味药配合，对肾、肝、脾三阴并补，但熟地黄的量是山萸肉和山药的和，还是以补肾为主。泽泻能利湿而泄肾内浊气，并且能解熟地黄的滋腻；茯苓健脾渗湿，可以助山药的健运作用，还能与泽泻一起泄肾内的浊气，能帮助肾阴恢复；牡丹皮清泄虚热，还可以制约山萸肉的温涩性质，这三味药都是佐药。六味药一起合用，三味药补，三味药泻，但是补药用量明显重于泻药，是以补为主。

问：这里用六味地黄丸加五味子、肉桂也是补肾吗？

不对呀，六味药加两味药应该是八味药，为什么叫七味饮呢？

答：您问得对。这可不是单纯补肾的事儿了。六味地黄丸是补肾为主，但是有补有泻，补而不滞，能将身体里的代谢垃圾都清理出去。配伍酸，温，归肺、肾、心经的五味子，起到敛肺滋肾，生津涩精，宁心安神的作用。再用辛、甘、大热，归肾、脾、心、肝经的肉桂，有补火助阳，温经通脉，引火归元的功效。这里关键是对应的六味地黄丸的数字六。大家可能听说过，"天一生水，地六成之"。这里的六对应的是水，也就是强调该方能治疗属水的肾虚。而数字七对应的是火，这里的七味饮是从功能上讲，强调这个方子能引火归元，达到水火既济的状态，也就是将人体的属阴的水和属阳的火协调平衡。

5. 消渴的经典分类

问：那消渴就这样治好了？

答：也不是，病情比较复杂，还有其他的治疗方法。咱们还是从经典入手分析。《医学三字经》中介绍了《金匮要略》治疗消渴的思路。"《金匮》法，别三般"，就是说，《金匮要略》中治疗消渴分为三种情况。

问：哪三种情况？

答：第一种是吃得多，喝得多的患者，重在从"二阳"进行论治。陈修园老先生认为，"二阳"应该是手太阳小肠经和足太阳膀胱经。本人认为，从《金匮要略》的本义来看，"二阳"为"阳明"，是指阳明燥金致病。

第二种是喝多少就尿多少的患者，重在从"少阴"论治。陈修园老先生解释是肾气虚，敛不住水，结果水直接排出去了，出现了尿多；肾气虚也不能向上蒸腾水气，水气也不能滋润上焦，故口渴喝水多。不过，张仲景在"自利而渴属少阴"的条文后面，有一个标注"虚故引水自救"，分析这种情况从少阴不足，口渴饮水，只是为自救，更贴切些。

第三种是吃得少，还感觉有气从下往上顶的患者，这时候偏重从"厥阴"论治。陈老先生的解释是肝火太旺，伤着津液，这也是在《金匮要略》原义的基础上进行了部分个人的理论发挥。《医学三字经》后面关于消渴的相关内容，陈老先生大多引用名医喻嘉言的理论，加上个人的理解进行了解释。我们在这里就原义进行分析，也是个人的认识，大家可以继续讨论。

6. 阳明燥金的理解

问：这些内容不太容易理解。请问什么是阳明燥金呢？

答：先说一下阳明。"两阳合明，谓之阳明"。这里面的关键是合，"合"就是聚合阳气勿使发散的意思。两阳的阳气都聚合起来，这就导致它可以表现出阴阳两面的特点。既会表现出热烈的一面，如秋老虎般热；也会表现出萧条的一面，如秋风扫落叶。

问：那么燥的意义呢?

答：《说文解字》的解释是"燥者，乾（gān）也"。燥就是"乾"。大家要注意"乾"字的繁体，与《易经》中的乾（qián）卦是一个字。乾（干）与乾是同体异音字。

问：干为什么要与乾同体呢?

答：这就牵涉到一个很有意义的问题。乾卦在后天八卦里是在西北方位。一提西北，大家很可能就会自然地将其与干燥联系起来。"干"与"乾"同体的深层含义就是两者的燥性内涵相同。

问：那怎么叫燥金呢?

答：这也是性质相似的问题。金在五行中是质地最重的一个，有聚敛沉降之性。而其聚敛沉降之性正可以使阳气沉敛，沉敛则不蒸发，水下而不上，燥就产生了。燥金相配就是这个原因。

从这个角度看，我们对苦能燥湿，辛能润燥，就能很好地理解。辛、苦的特性是"辛开苦降"，开是开发阳气，降是降敛阳气。辛温润燥就在于辛温能鼓动阳气，蒸发阳气。

问：记得有一句话叫"火就燥"，和这个有些不同，怎么理解?

答：这是两回事，说开了还是能够弄清的。先看一下"燥"字的形符为什么用火呢?应该是与这个意义相应。本来是凉燥的，秋天阳气收聚，天气转凉，气候就随之干燥。秋冬在北方的人，就很明白"凉燥"的感觉。南方人秋天到北方感受一下，也能体会到。同样的，在我们日常生活中会经常碰到，潮湿的东西往火上一烤就慢慢变干了，干燥同时并称。因此，火就燥拿到生活中也是很容易理解的。但这两个燥不是一回事儿。凉燥的水是敛到里面了，这个燥用火热一暖，就滋润了；而火就燥的"燥"，再暖也是不可能滋润的了。

问：是火把水烤干了，把它消灭了？

答：这可不是，火还没有这个功能。火只是把水湿转移了，转移到另外的地方，转移到离火远一些的地方。所以，是这个地方干了，别的地方潮湿了。大家秋冬季节，要是把一件刚刚洗过的湿衣服用电暖气烤干，就会看到水汽上升，如果这个时候把门窗都关闭起来，过不了多久，就会发现窗户上有串串水珠，人在房间里也会有潮乎乎的感觉。因此，"凉燥"把水湿敛到里面，这是燥的内在本质，为"本"，而"火就燥"就把水湿蒸到外面，这是燥的外在表现，为"标"。同样的"干"，其内涵不同。

问：这让我想起现在的空调，屋里凉了，屋外更热了，是不是差不多的道理呀？

答：对的，这与"火就燥"相似。空调只不过是将屋里的热转到屋外，转到大气中去了。所以，大家夏天从空调外挂机旁路过时，会感觉到一股热风吹过，这就让室外更热了。这样，空调冷气越多，大气温度必然会越高。而大气温度越高，使用空调的时间就会越多。这就形成了一个难以避免的恶性循环。现在全球的气温不断升高，北极的冰川以前所未有的速度日渐融化，与温室气体的大量排放有关。这就是转移效应。

7. 燥热的调治

问：那阳明燥金出问题会怎么样？

答：先要搞清楚这个燥是本燥还是标燥。如果阳明主合、主收、主降的本性被破坏了，就表现出阳明燥性减弱的一种阳明病。而最容易导致阳明的习性受损，最容易破坏阳明本性的，就是火热。火性炎上，正好与阳明的性质相反，它能使阳明不能正常收敛、沉降，这也是"火克金"的原因所在。因此，阳明病的这个燥表现的就是热结。这时，治疗用白虎汤、承气汤之类，用其清降泻火的力量恢复阳明的本性。

问：白虎汤和承气汤有什么药呀？

答：白虎汤里有石膏 50g、知母 18g、炙甘草 6g、粳米 9g。以味辛甘，性大寒的石膏为君药，以味苦性寒质润的知母为臣药，再加点粳米、炙甘草为佐药，防止君臣药的大寒伤着脾胃。承气汤则是一组方子，有大承气汤、小承气汤、调胃承气汤、增液承气汤、桃核承气汤等。大多以苦寒的大黄、芒硝为主，有通利大便的作用，主治阳明热结病症。

问：哦，阳明被火热破坏导致的标燥，用苦寒药把火热泻掉，就恢复了阳明燥金的本性。中医都是在调平衡，有被削弱的情况，就会有阳明燥金过度的情况吧？

答：对的。如果反过来，阳明降得太厉害了，也就是过度了，那也会引起燥。这个燥就是阳明本性的燥，只是太过而已。《黄帝内经》把这个燥称为"燥淫"，"淫"就是太过的意思。

燥淫于内，治用苦温，佐以甘辛。这个时候再不能用白虎汤、承气汤之类的了，再用就雪上加霜了。这时要改用辛温苦温的方法来润燥，典型的用吴茱萸汤。吴茱萸汤里有吴茱萸 9g、人参 9g、生姜 18g、大枣 4 枚。其中，吴茱萸味辛苦而性热，归肝、脾、胃、肾经，既能温胃暖肝以祛寒，又善和胃降逆以止呕，为君药。重用生姜温胃散寒，降逆止呕，作为臣药。吴茱萸与生姜相配，温降之力甚强。人参甘温，益气健脾，为佐药。大枣甘平，合人参以益脾气，合生姜以调脾胃，并能调和诸药，是佐使之药。四药配伍，可以起到温中补虚，降逆止呕的作用，在这里就可以治疗燥金本性凉太过引起的脾胃被寒凉所困，胃中有寒饮停滞，出现吃东西就想吐的问题。另外，吴茱萸汤还可以治疗凉燥引起的咳嗽。

问：二阳病的消渴还挺复杂的呀。

答：可不是么。燥不论标本，都会出现干渴的情况。《医学三字经》说"二阳病，治多端"，就是因为燥邪致病有两面性，还要看具体伤的是哪儿，症状不同，用药当然也不同。

问：明白了。那少阴病导致的消渴怎么治疗？

答：《医学三字经》中"少阴病，肾气寒"，意思是少阴病是肾阳不足引起的。这时问题的关键在于小便量太多，尿色发白。

问：我所知道的是少阴君火在心，肾属水。少阴病怎么是因肾阳不足了呢？

答：问得很好。这得从少阴的本质上来分析。《黄帝内经》

说："圣人南面而立，前曰广明，后曰太冲。太冲之地，名曰少阴。"

8. 少阴的理解与调治

问：这什么意思呀？

答：这是告诉您少阴的位置。古代帝王也都是面南而坐，这样可以关注天下万民。在这里，只是用一个人的前后方位来表达三阴三阳的分布特点。南面太阳光足，五行属火，为阳，也可代表天，被称为"广明"；北方是太阳不经过的地方，属水，为阴，也可代表地，被称为"太冲"。"太"是在"大"字下面加一点，表示"大"的最高程度，极大、无限大。"冲"在甲骨文中是河流之中的意思。合在一起，"太冲"就是在最大的水之中的意思。这里的"太冲之地"的"地"表示底子、质地，就是最大的水下面的底子被称为"少阴"，而少阴与太阴相对而言为阴较少的意思。

问：我们都知道"上为阳，下为阴，火为阳，水为阴"，为什么在最大的水下面的底子却有"阴少"的意思呢，不该是极阴吗？

答：您问得很好。这就是物极必反，阴阳转化的关键，如果没有这种转化，就无以成为生物世界。就是因为有了阴阳转化，才有了生机。

问：还是有点不好消化，能更简单点说明一下吗？

答：这样，您可以从自然界中去理解。前面说了"太冲之地名曰少阴"，这个"地"就是底子，水下面的底子是土。天干合化里有"戊土与癸水相合，转化为丙火"的说法。也就是说，水最底下与土而合会化火，您就把它理解成海底火山。这是需要一些特定条件的。这是地球能够富有生命力的重要原因。海底火山很多，目前已知的地球上最大的火山是在太平洋海底。也正是由于这些海底的火山，能使海洋不被冰封，与天上的太阳一起形成互动，一个在下面蒸，一个在天上晒，带动太阳的热分布到地球的不同区域，使地球上的湖泊和海洋的水气不断循环，滋养地球上所有的生物。这种能量就叫少阴。

在人体，属于少阴的是肾和心，肾阳与君火相互影响，相互依存，肾阳吸引了君火的热力。

问：这下明白一些了。那少阴病消渴表现出小便量特别多，又很白，干喝水，不解渴就是少阴的肾阳虚，不能把水加热，运送到全身，导致身体得不到滋养，表现出寒性的症状？

答：喝水还有自救的成分。前面说过了，其实这时是肾的阴阳都不足，治疗应该用的是金匮肾气丸，肾阴、肾阳都补。当然，大家平常多吃点大葱、人参、花椒、胡椒等补阳气的东西，再多喝点水或者酸梅汤，也会有所帮助。或可以艾灸肾俞穴和命门穴，灸完了多喝点温水，跟着感觉走就可以了，喝到自己觉得解渴了就行。这样可以阴阳并补。

问：晒太阳可以不？

答：当然可以。如果能天天背对着太阳晒，就根本不用药物来补阳气了，还要喝温水，配合喝点熟地黄的水更好。

问：明白了！那厥阴病的消渴怎么治？

答：《医学三字经》说"厥阴病，乌梅丸"，告诉您厥阴病引起的消渴，就用乌梅丸。

9. 厥阴的理解与调治

问：对了，什么是厥阴？

答：《黄帝内经》说"厥阴"是"两阴交尽"，还说"两阴交尽故曰幽"。也就是说"厥阴"和"幽"意同。

问：幽是什么意思？

答：《洪武正韵》解释是"幽，囚也"。囚的意思大家很清楚，就是囚禁。

问：囚禁什么呢？

答：《黄帝内经》讲阴阳离合的时候对三阴三阳有开阖枢的论述。三阴中厥阴为阖，就是把阴气合起来，关闭起来，以便让阳气能够很好地升发。这就跟"幽"的"囚禁"对应起来，就是把阴气囚禁起来的意思。另外，"厥"有"尽""最"的意思，厥阴排在三阴的最后，阴气将尽，阳气要生，也是关键的转折处。

问：厥阴病往往出现上热下寒、上寒下热、表热里寒、表寒里热、脏热腑寒，脏寒腑热、寒热往来、升降失常等病症，很多时候都用乌梅丸治疗。那治疗厥阴病导致的消渴用乌

梅丸怎么理解呢?

答:厥阴病导致的消渴是消瘦,口渴,饥饿,但不能吃,并且有气向上顶的感觉。厥阴对应五脏中的肝,肝为肾水之子、心火之母,肝木病则心肾不交,火性本热,水性本寒,水火不交则上热下寒。乌梅丸中用到了大量辛热药,说明肝气不足,升发无力,配以味酸的乌梅,避免辛伤肝体,用人参来补脾肺之气,木从土出的道理大家都清楚,用人参的目的就是补脾土之气,使"土质"松软,适宜"草木"生长。桂枝、干姜、蜀椒、细辛、附子多味辛热药,目的是升补肝气,弥补自身不足的问题,促进"草木"生长,其中桂枝温肝、蜀椒温心、干姜暖脾、细辛温肺、附子暖肾,干姜的用量最大,暖后天之本是关键。诸药促进五脏气血流通,则阳气化出阴气,阴气变成动力,促进肝脾阴血流通,阴气增加,阳气减少,阴平阳秘。黄连泻心包相火,使肺的阴气不再继续消耗,消渴的问题才能够得到缓解。黄连、黄柏一主清上,一主清下,可以避免过量使用辛热药导致人体热量的堆积而伤阴。甘、辛、苦、酸就把这个复杂情况安抚好了。

问:不用药可以吗?

答:不用药也可以,用针灸。先用"开四关",就是用合谷穴、太冲穴,让气顺了,也可以按揉膻中穴,把气不顺的问题解决了,再灸中脘和神阙,最后通过合理的饮食结构调理,就不会有大麻烦了。

10. 消渴也可以用热的药

问：那消渴就全解决了呗？

答：还有一种情况，陈修园老先生也给了提醒，在《医学三字经》中说"变通妙，燥热餐"，是指临床根据症状不同，可能需要变通一下，用燥热的药物治疗。

问：哪种情况需要变通？

答：临床有一种消渴患者，是脾的功能出了问题，正常脾为胃行其津液。饮食进入胃以后，由脾运化，把其中的津液、精华转输到肺，再通过肺运送到全身，但是当脾不能运化，肺不能通调水道，就会导致水液代谢出问题，表现出消渴。这时，津液相对不足。虽然体内水很多，但脾不能正常被人体所利用，津液会存到某个地方，若存到肠道里，就会出现腹泻，若存到全身组织中，就会变成水肿。这人一方面水肿，一方面消渴，就别用甘寒清润的药物了，这种情况不是说水少了，而是不能转输，越加水就越麻烦，最后身体有的地方水灾，有的地方旱灾，这边犯涝，那边干旱，这人多倒霉。用药的时候要考虑，脾喜燥而肺恶寒，用一些燥热的药反而能治好这个病。临床常见腹泻的人，就容易渴，也是因为津液都往下走了，不往上走，用燥脾的药一治疗，水液一转输就不渴了。

问：这怎么办？

答：陈修园老先生是在温中祛寒，补气健脾的理中丸的基础，把白术的用量加倍，再加天花粉一起煎药喝。

问：不吃药的方法也有吧？

答：有。大家可以通过灸中脘、脾俞、足三里等穴位调理，再吃点儿烤馍片，把脾胃功能调好，湿气祛除一下，再稍喝点儿银耳姜片粥，养一下，基本也能平衡。

总的来说，对于消渴，还是要养成良好的生活习惯。迈开腿，管住嘴，调好作息，理好心情。

眩　晕

眩晕症　皆属肝

肝风木　相火干

风火动　两动抟

头旋转　眼纷繁

虚痰火　各分观

究其指　总一般

痰火亢　大黄安

上虚甚　鹿茸餐

欲下取　求其端

左归饮　正元丹

问：眩晕是什么病？

答： 眩是指眼花或眼前发黑，晕是指头晕或者感觉自身或外界景物旋转。二者常同时出现，统称为"眩晕"。症状较轻地闭上眼睛就不晕了；症状严重的就像坐车、坐船一样，旋转不定，不能站立，有时伴有恶心、呕吐、汗出，严重的可能昏倒。

问：怎么引起的呢？

答： 您这问的是关键。疾病如果找不到病因，就很难治好。眩晕的病因主要有情志不畅、饮食不节、先天不足、年老体虚、跌仆外伤等。

1. 眩晕

问：西医认为是什么病？

答：眩晕在西医只是一个症状，是平衡被打破导致的。西医认为人体的平衡是由前庭系统、本体感觉系统和视觉系统三个系统互相作用，以及周围神经系统与中枢神经系统之间的复杂联系和整合而维持的。前庭系统及其与中枢联系过程中的任何部位受正常的生理性刺激或异常的病理性因素的影响，都可能使这种对称性或均衡性遭到破坏，这个结果在客观上就表现为平衡障碍，患者感觉就是眩晕。

引起眩晕的疾病有很多，最常见的就是耳部病变或感染。此外，中枢神经系统疾病或损伤、全身性疾病或者某些药物的不良反应也可能引起眩晕。

问：高血压引起的头晕能不能参考治疗？

答：可以呀。高血压、低血压、心脏病、尿毒症、肝病、糖尿病和急性感染性疾病等全身性疾病引起的头晕都可以参考本病来治疗。

问：高血压表现出头痛、头晕的，是不是可以参考头痛治疗？

答：也可以，中医病名与西医病名不能完全对等，它们毕竟是两个体系。高血压以头痛为主要表现的，可以参考头痛进行治疗，以头晕为主要表现的可以参考头晕进行治疗。用中医治疗就采用中医的思维方式，不要想着高血压的问题了。

另外，临床很多高血压的患者属于继发性高血压，也就是说高血压只是个症状而已，要能找到导致高血压的明确病因。当查出病因并有效去除或控制病因后，作为继发症状的高血压可被治愈或明显缓解。继发性高血压在高血压人群中占5%～10%，随着医学的发展，相信会有越来越多的导致高血压的病因被发现，这一比例还会增高。目前，常见的导致高血压的病因有肾实质性、肾血管性高血压，内分泌性和睡眠呼吸暂停综合征等，还有精神心理问题而引发的高血压。继发性高血压患者发生心血管病、脑卒中、肾功能不全的危险性更高，而病因常被忽略以致延误诊断，影响患者预后。提高对继发性高血压的认识，及时明确病因并积极针对病因治疗将会大大降低致死率和致残率。

还有一个特殊现象值得大家注意。

问：什么现象？

答：冷。

2. 高血压与受凉

问：冷？

答：对的，冷。心脑血管疾病的重要诱发因素就有受寒。冬季血压明显高于夏季血压，并且寒冷季节血压不易控制。温度对血压的影响已经被关注半个多世纪了。保暖和控制温差应当在高血压的防治工作中得到重视。

问：那北方比南方高血压患病率高，是不是也应该考虑与北方较寒有关呀？

答：我认为有关。另外，高血压在中老年人群中高发，从中医的角度考虑，也与阳气不足有关。《黄帝内经》说女性"五七，阳明脉衰……六七，三阳脉衰于上"，就是说女性35岁以后先是阳明脉衰弱，再是三阳脉都衰弱；男性，"六八，阳气衰竭于上"，就是说男性在48岁以后，在上的阳气也就衰竭了。随着年龄增长，阳气越来越少，活力越来越弱，而血压也越来越高了，感觉是不是与阳气不足，不能抵抗寒冷也有关？

问：对呀。那有什么应对的方法吗？

答：其实大家在生活中已经使用到很多应对的方法了。例如，北方的冬季采暖；冬天北方老年人吃海参，南方老年人吃膏方；秋冬季节老年人都比年轻人穿得多。

问：哈哈，是呀，我们经常用穿不穿秋裤来判断是不是上年纪了。原来是与阳气减少有关。看来穿秋裤也可以作为预防高血压的一种方法了。还有什么更专业的吗？

答：艾灸。用灸既可以祛寒，还可以温补阳气，从源头上预防阳气不足受寒引起的高血压。对高血压来说，并不全是寒导致的。专业点就相对全面了。

3.《国家基层高血压防治管理指南 2020 版》的中医药方法

《中国循环杂志》发表的《国家基层高血压防治管理指南2020版》(以下简称《指南》)中,首次将中医药纳入其中。并且根据高血压发病特点及临床表现,将其归属于中医学"眩晕""头痛""风眩""头风"等范畴。《指南》中分析其主要病因为情志不遂、饮食不节、年高肾亏、病后体虚等,其病理因素多为风、火、痰、瘀、虚,病理性质多属本虚标实,肝肾阴虚为本,风阳上亢、气血失调、痰浊内蕴为标,因病程及合并靶器官损害的不同,多表现为早期肝阳上亢、中期阴虚阳亢及后期阴虚及阳,而瘀血阻络、痰浊内蕴在整个病程中均可能兼夹。本病总体以阴虚阳亢、水不涵木最多见,潜阳育阴治则应用最广泛。《指南》还指出中医药强调整体调节,在我国基层高血压防治中也被广泛应用。中医"未病先防、既病防变、已变防衰"的防治策略,在高血压的预防、治疗、康复等不同阶段均可以通过调节阴阳平衡而发挥不同程度的作用,其强调整体观的辨治理念,更有助于高血压多种危险因素的控制,从而降低心血管总体风险。

《指南》中根据高血压中医流行病学数据和基层高血压的防治特点,将其简要分为风阳上亢、肝肾阴虚等实、虚两个证型进行辨治,痰、火、瘀等病理因素作为兼夹证候处理。

问：看来我们就根据《指南》做就行了。这里面具体怎么辨证治疗的呢？

答：《指南》中称其推荐的相关中药制剂已开展了临床研究，积累了一定的循证医学证据，明确了其降压的获益，具体治疗建议如下。

以眩晕耳鸣、头痛且胀、遇劳或恼怒加重为主要表现的风阳上亢证用天麻钩藤饮加减。药物组成为天麻9～15g、钩藤（后下）12～20g、生石决明（先煎）15～20g、山栀6～10g、黄芩3～10g、川牛膝12～20g、杜仲6～10g、益母草9～15g、桑寄生9～15g、茯神9～15g等，每日1剂，煎煮后服用。中成药可选择天麻钩藤颗粒，每次5g，每日3次；松龄血脉康胶囊，每次3粒，每日3次；清肝降压胶囊，每次3粒，每日3次等。

以眩晕、腰酸膝软、五心烦热为主要表现的肝肾阴虚证，用杞菊地黄丸加减。杞菊地黄丸组成包括枸杞子10～15g、菊花6～12g、熟地黄10～15g、山萸肉6～12g、山药15～30g、牡丹皮10～15g、茯苓10～15g、泽泻6～10g等，煎服方法同风阳上亢证。中成药可选择杜仲平压片，每次2片，每日2～3次；杞菊地黄胶囊，每次5～6粒，每日3次等。

并对兼症的治疗给出建议。如果同时表现出心、脑、肾、外周血管等靶器官损伤的瘀血内阻等临床表现时，在辨证论治的基础上可酌情增加三七（研粉吞服）2～3g、丹参10～15g、川芎10～15g、川牛膝12～20g等活血通络药物；如果同时有头重如裹、形体肥胖等痰浊内阻证者可选择半夏白术天麻汤加减治疗，主要药有姜半夏6～9g、白术6～12g、天麻9～15g。

相关中成药可选择半夏天麻丸、眩晕宁颗粒等。

问：还有别的方法吗？

答：有呀。中医特色适宜外治技术，具有中医特色的外用药物及非药物方法在高血压防治中也广泛使用，推荐的方法大多安全、简便，通过短期培训即可掌握，特别适合基层应用，而且积累了较丰富的循证证据。很多患者和家属自己在家里都可以做。

问：这个好，不用吃药，还能自己做。具体有什么呀？

答：一是针灸。风阳上亢证可选合谷、太冲、侠溪、行间等穴位；肝肾阴虚证可选太溪、太冲、三阴交、侠溪等穴位；有痰的可加丰隆穴；有瘀的可加血海穴。

二是推拿。手法以推法、揉法等为主，基础穴位可选择百会、风池等。风阳上亢证选合谷、太冲、侠溪、行间等；肝肾阴虚证选太溪、太冲、三阴交、侠溪等。推拿的时候，以患者局部感到酸、麻、胀为准。

三是耳穴贴压。常用耳穴可选耳背沟、肝、心、神门等，风阳上亢证加交感穴；肝肾阴虚证加肾穴；有痰的加脾穴；有瘀的加皮质下穴。用王不留行籽的胶布对准穴位紧贴在上面，再用拇指和食指相对按压耳穴，每个穴位按压 20~30 次，使患者感胀痛或耳郭发热为止。每隔 3~5 天更换 1 次，每次贴一只耳朵，两只耳朵交替使用，5 次为 1 个疗程。

四是穴位贴敷。常用吴茱萸散，就是吴茱萸和白醋按 1:1 的比例调制，或者天麻贴，也就是天麻、吴茱萸、白醋、冰片按 1:1:1:0.1 的比例调制，进行穴位敷贴。临床选穴中，风阳上亢证可选穴太阳、风池；肝肾阴虚证可选穴三阴交、涌泉。贴敷的时间以6～9小时为宜，每天睡前贴1次，连续贴2周为1个疗程。

五是刮痧。以足少阴肾经、足厥阴肝经、足太阳膀胱经为主。患者坐着或者躺着都行，露出要刮痧的部位，操作者右手拿取刮痧板，蘸石蜡油或红花油刮痧，香油也行。以皮肤发红或者出现紫红色为度。

六是中药足浴。以吴茱萸20g，肉桂20g，川牛膝20g煎煮后放凉，用的时候加热到50℃左右，浸泡两只脚，两只脚要相互搓动，每次泡20～30分钟，长期坚持具有一定的辅助降压作用。

七是中药代茶饮。一些具有平肝潜阳、补益肝肾功效，并且作用平和的中药作为辅助降压的保健方法，代茶饮用鬼针草、菊花、枸杞子、决明子、生山楂、麦冬、罗布麻叶等适量泡茶。

八是体质调摄。根据不同的体质类型给予适当饮食调理，平衡阴阳，对高血压的防治也有一定的辅助作用。气虚体质多吃点益气健脾的食物，如山药、莲子、大枣等；阳虚体质多食温阳的食物，如牛肉、羊肉等，少食生冷寒凉的东西；阴虚体质多食甘凉滋润的食物，如百合、银耳，少食温燥烈食物，如辣椒、胡椒等；痰湿体质要以清淡为主，少食肥甘厚腻的食物，多食冬瓜、白萝卜、薏苡仁等；湿热体质要多食清淡甘寒的绿豆、苦瓜、薏苡仁等；血瘀体质多食山楂、藕等；气郁体质多食行气解郁、消食醒神的丝瓜、柑橘等。

其他还有传统运动方式，也被初步的循证医学证据证实了可获得明确的降低血压效果，可作为基层高血压管理的运动方式选择。这里面包括太极拳、八段锦、易筋经，网上有很多视频教授大家怎么练。

问：练这些功夫怎么调呼吸呀？我练的时候，跟着视频呼吸总觉得憋气。

答：哦，关于呼吸调节，您得循序渐进。先把架子搭好，也就是先学招式。招式都学会了，再一点一点试着跟着视频调呼吸，一下子都学，很容易憋气。

问：哦，这下明白了。不过《指南》里也没有提阳气不足和防寒呀？

答：所以说大家要注意一下。《指南》是大家都知道的，并且在不断修订的。2020版的《指南》第一次加上了中医药的内容，随着中医药的进一步发展，内容会更丰富的。还是继续看看《医学三字经》是怎么说眩晕吧。

4. 肝的藏象与调理

问：哦。那眩晕有什么共识吗？

答：《医学三字经》中说"眩晕症，皆属肝"。眩晕与肝的关系最密切。

《黄帝内经》有"肝者，将军之官，谋虑出焉"的论述，对肝进行了一个形象的比喻。人体就像一个小的宇宙，在运转过程中，肝就像将军一样，排兵布阵，指挥着全身气血的正常运行；同时，肝主调理气机运行，也就是说身体哪里气机不畅，包括气的不足和气的瘀滞，肝都会立刻调配全身的气来补足和疏通，这是说的生理性的范围；至于病理性的，也就是疾病范围内的，如气会不足或者瘀堵，也与肝的功能有很大关系。肝为将军之官，就像个大将军一样，性格比较直爽，有一说一，脾气也比较急躁，不管是外面的风、寒、暑、湿、燥、火，还是身体内的怒、喜、思、悲、忧、恐、惊对身体造成不良影响，让肝指挥的气走得不顺畅了，肝会立刻做出反应，它的反应就是加大指挥力度——发怒，如果指挥力度上不去就会郁闷。发怒就表现出肝阳上亢的症状，让气带动着血一下子大量充到头部，就像古人所说的"怒发冲冠"，大脑的气血太多了，也会造成瘀堵，出现眩晕。如果情绪郁闷，气血运行不畅，气血无法正常上升到大脑，会出现"清阳不升，浊阴不降"的现象，也就是说大脑用过的携带大量代谢垃圾的气血无法下降，正常携带氧分的气血上不来，也会导致眩晕症的产生。

问：哦，有意思。那肝还有其他作用吗？

答：有。肝还有藏血的功能。人体除了在血管内流动的血液之外，肝内还储藏着一定量的备用血，关键时刻，能动用这批储备用血，为身体救急。

另外，"肝，在体合筋，开窍于目，在液为泪，其华在爪，在志为怒，其味酸，其色苍"。也就是说，大家还可以通过筋、眼睛、眼泪、手指（甲）、足趾（甲）是不是正常，愤怒的情绪能不能正常表达，对酸味能不能正常感觉，脸色有没有发青这些外在的表现来判断肝的情况。

问：筋就是肌腱呗？

答：理解的有道理，但是不完整。筋，《说文解字》解释是"肉之力也"，说的是肉有力量的那部分。这就包括了平时所说的大筋、手筋、足筋这些肌腱，还有一种腱性组织，其实不是肌腱，而是筋膜，是肌肉和肌肉之间进行隔开的一层筋膜，就是肌肉块表面那层膜，能让肌肉绷紧，表现出力量来，这也是"筋"，但它已经不是肌腱。

肝，在体合筋中的"筋"是指筋膜、肌腱，筋膜附着于骨而聚于关节，是联结关节、肌肉，主管着运动的组织。《黄帝内经》中有"诸筋者，皆属于节"的论述，说的就是筋带动着肌肉的收缩和舒张，就能支配肢体、关节运动的屈伸与转侧。筋膜有赖于肝血的充分滋养，才能强健有力，活动自如。其他"肝主身之筋膜""肝主筋""肝为罢极之本"的说法，基础都是肝在体合筋。

问：您说的"肉之力也"让我想起肝癌的早期表现，是不是也与筋的功能不行有关？

答：对的。肝癌早期没有特异性的临床表现，就是没力气。其实就是肝所管的筋的功能不能正常发挥了，表现出没有力气。我们也可以通过力气大小看肝的功能强弱。还有，如果肝阴血虚少，血不能养筋，就会表现出肢体麻木，屈伸不利，严重的还会出现手足蜷缩、震颤、抽搐、颈部僵硬发直，甚至身子向后弯曲等。老年人常见的各种抽筋症状大部分是因为肝的阴血不足。因此，中医才认为首要治疗原则就是滋养肝阴和补肝血。

另外，平常自己观察一下，如果手、脚没有力量，摸起来没有弹性，这是肝的气血不足，不能养筋了。有时候与人握手，感觉像握了一个鸡爪子，就知道这人肝阴血不足，往往是用眼过度、熬夜、吸烟、吃煎炸烧烤较多等导致的。

问：肝开窍于目是什么意思？

答：肝开窍于目是指肝的一部分气血会上注于眼睛，因此从眼睛的外在表现就能够观察出肝的功能状态。肝藏血，肝有血的滋润，眼就能看见东西，肝还能调节眼睛分泌泪液，滋润眼睛，肝功能调和正常，眼睛就能够分辨颜色。眼睛的一切问题首先要考虑调肝。例如，近视、远视、夜盲、老视、白内障、眼干、眼涩、迎风流泪等问题，都与肝有关，治疗时都应考虑肝。大家都知道的，近视的人要适当吃点猪肝、鸡肝等养养眼，就是这个道理。

问：肝其华在爪是什么意思？

答：爪字最早见于商代的甲骨文，它的古字形像向下翻覆的手形或鸟爪形。本义是指鸟兽的足趾，也指人的指甲或趾甲。肝，其华在爪中的"爪"是指爪甲，包括手指甲和足趾甲。"爪为筋之余"是说指（趾）甲是筋延伸到体外的部分。而肝主管筋，故指（趾）甲的外形，可以反映肝血的盛衰情况。如果肝血充足，指（趾）甲就坚韧明亮，红润有光泽。如果肝的阴血不足，指（趾）甲没有充足的养分，那就会表现出指（趾）甲发软，还薄，颜色不好看，没有光泽，甚至出现变形，质地较脆，容易开裂。

因此，许多指甲容易脆裂变形的，尤其是学习和工作，经常熬夜的年轻人，都是"久视伤血"，使肝的阴血不足导致的，指甲的这个信号是提醒你要开始保护肝了。

问：灰指（趾）甲也与肝有关吗？

答：是的。指甲发黄、发灰，变厚，表面凹凸不平，大都诊断是灰指甲。灰指甲大多发生在40—60岁的人群中，女性多于男性。这个年龄段的女性生理上要经历一个重要时期，就是围绝经期，这时月经开始不规律，逐渐停经。从功能上讲，肝主疏泄和肝主藏血的功能都和女性的月经有密切的关系。月经从有到无，肝的功能在进行非常大的调整，在全身气血没有调整平衡前，那些不平衡就会在肝所管的部位上反映出来，出现灰指甲和围绝经期综合征等。这时候人的情绪很容易波动，让人感觉不可理喻。其实，这些都是肝的功能下降的结果。

问：那是不是调肝就行了？

答：对的，这时可以吃些调肝的药，也可以自己调节。多做些体力活动，把筋拉一拉，多出去走走，保持心情愉快，再保证充足的睡眠，睡不着可以闭目养神，这样才能平稳度过围绝经期，所有的问题才能解决。同时，提醒一下，那些爱美甲的女士们注意了，反复折腾指甲，是会伤肝的，慢慢可能会出现月经减少、痛经，甚至子宫肌瘤等问题。

另外，特别爱吃酸，或者一点儿都不能吃酸，这些异常的口味，都与肝不能正常发挥作用有关。脸色铁青，也是肝的气血运行不通畅的外在表现。

5. 风、火如何导致的眩晕

问：眩晕是因为肝不能正常调节气血吗？

答：是的。《医学三字经》中说"肝风木，相火干"，说的是，肝的作用特点和"风"相似，五行属木。肝和少阳胆腑互为表里，少阳内寄相火，所以，风木容易遭受相火的干扰。

问："肝风木"有点不太明白？

答：前面说了，肝为"将军之官"，肝主疏泄的功能特征跟风相似。风的特点是顺势而为，气压不一致，哪里压力低，哪里有空隙，就吹到哪里。作战的将军，必须也能时刻关注到哪里有可乘之机，才能操控全局。这个特点与"风"相同。肝在人体就像将军一样，功能特点与自然界的"风"最相似，能影响人体气血的分配和走行。人体哪个地方气、血少了，肝脏就把气、血往哪里分配。

自然界生长的草木有一个特点，就是一直向外伸展自己的根和枝叶，哪个地方有空隙，就往哪个地方伸展，这些特性都与风相同。因此，风、木、肝功能特点相似，可以归到了一起，就有了"肝风木"的说法。

问：肝风木听懂了，那"相火干"是什么意思呢？

答：这里的相火是指少阳相火。对于相火的解释较多，个人感觉相对全面的解释有以下几点。相火是与君火相对而言的。"少阳"相火的说法始于《周易》，"易有太极，是生两仪，两仪生四象……"太极生两仪，有了"阴阳"；两仪再生

"四象"，即阳中之阳为太阳；阳中之阴为少阴；阴中之阴为太阴；阴中之阳为少阳。所谓"少阳相火"也就是阴中之火，俗称"阴火"。

6. 胆和相火的关系

问：相火与胆又是怎么联系上的呢？

答：《黄帝内经》中论及各脏腑的关系时说："心者君主之官，神明出焉……胆者中正之官，决断出焉。凡十一脏取决于胆也。""凡十一脏取决于胆"非常重要。一般说"君火"为心所主，照顾全局的，我们说"君火以明"；但机体资源有限，对于"火"的"分配权"就在"胆"。而胆属少阳，无论分配之后的"火"在谁家，都是"少阳相火"。

问：那我们能感觉到少阳相火吗？

答：这就看身体是否正常了。如果身体健康，少阳胆经分配火热资源正确，机体一般是感觉不到"相火"存在的，因为它去了应该去的地方，与"阴"结合，就是我们说的"相火以位"，也就是阴阳平衡。如果分配有问题，就会感觉明显的"相火"异常症状，如五心烦热、失眠多梦、遗精梦交、耳鸣目眩、口苦咽干、躁动盗汗……因此，感觉到"相火"一般是生病了。

再通俗一点来讲，大家也可以理解相火为人体的内火。这个内火，正常情况下是维持人体各种功能正常运行的，像阳气一样，温煦着人体，使人体保持一个恒定的体温和稳定的情绪；如果有外部因素或者情绪不畅，如失恋或者生闷气，这时就会出现邪火，就伤人了。

问：肝和胆之间是怎么联系的？

答：正常解剖上，肝居右侧胁肋部，胆在肝右叶的胆囊窝里。肝和胆通过经络互相络属，形成表里关系，并完成各自的生理功能。肝主疏泄，能生成胆汁，胆主通降，贮藏并排泄胆汁。肝胆之间相互影响，胆汁的正常排泄，依靠肝的疏泄功能，胆汁排泄不畅，也影响肝的疏泄。在精神情志方面，肝调畅情志，胆主决断，都与人的勇怯相关，也相互影响。

问：这就是人们说的"肝胆相照"吧？

答：对呀。很多的语言都是与医学密切相关的，所以说中医就是生活。肝胆相照的结果，自然也就有了风木与相火的相互影响。

问：风与火相互影响会怎么样？

答：《医学三字经》中有句"风火动，两动抟（tuán）"，是说风与火都是动的，两者相互影响，纠缠在一起，就转起来了。

问："风火"是旋风？

答：可以这么认为。火的特点是向上燃烧，其产生的热会让空气形成温度差，温度高的地方，空气膨胀，会向温度低的地方流动，这本身就自带动态的，您看火是扑扑动的状态。风携带着火需要的氧气，会助长火势。这两个动的因素绞到一起，就会形成旋转的气流。这就是我们在户外点着纸片往地上扔时会飘上来的原因。

在农村长大的人都知道，烧灶做饭，要想让灶下的火更旺一些，就要不断地搅动灶下的柴火，最好柴下有一些空间，可以让火下面也形成气流，也就是风，这样就会使火更旺；再有就是在西藏山区的藏民房的烟囱上都会有一个旋转的小风车，有风时自转，无风时可通电转，其目的也是让空气流动形成风，火可以更好地燃烧起来。这些是利用风势加大火势，充分燃烧。

问：这生活处处有中医呀！

答：中医就是生活的学问呀。

问：对哈。那形成旋风与眩晕有什么关系？

答：眩晕的感觉与风的特性很像。"眩"是眼花，或眼前发黑，看不清东西；"晕"是头晕，感觉自身或周围的东西在旋转，站不稳。具体表现出来的就是《医学三字经》中说的"头旋转，眼纷繁"，天旋地转，头晕眼花。在身体里面，就是风与火相搏，火向上燃烧，风乘火势，向上直达头目，风与火是旋转着上升的。因此，头目的气也是旋转的，就导致了头晕目眩的眩晕发作。

7. 虚、痰、火如何导致的眩晕

问：引起眩晕的病因有哪些呢？

答：陈修园老先生在《医学三字经》总结说"虚痰火，各分观"。就是说引起眩晕的病因大致分三大类：虚、痰、火。

问：虚是怎么导致眩晕的？

答：体虚导致眩晕的观点来自《黄帝内经》的"精虚则眩"。关键是肾精亏虚，肾主骨，生髓，充脑。脑是髓最大的汇聚地，也被称为"髓海"。如果肾精亏虚，就不能生髓充养脑，就会发生眩晕。

另外，肾五行属水，肝五行属木，二者在功能上就形成了一对母子关系。肾能养肝，如果肾虚，就不能正常养肝，也就会导致肝虚。肝虚不能把气血正常运送到头部，也会出现头发晕、眼发花的症状。还有，病后体虚没恢复，体力或脑力过度消耗，或大出血、大出汗之后，导致气血不足。气血不足，大脑就会失养，这些都可能发生眩晕。

问：那痰又是如何导致眩晕的呢？

答：痰主要指的是痰饮。

问：什么是痰饮？

答：痰饮是身体里那些异常停留的水液。当然，痰和饮不完全相同。"积水成饮，饮凝成痰"。就是说，人体里的水如果不正常运行，停积在某个部位了，就形成"饮"了，"饮"时间久了，凝聚成"痰"。因此，一般比较黏稠浑浊的称为"痰"，较为清稀的称为"饮"，本质上都是一类东西。痰，大家应该都见过；饮，大家可能听说过的胸水、腹水，都是中医"饮"的一种。痰饮流动性差，但在身体内，会随气慢慢流动，它到哪儿都会阻挡气的正常运行。如果堵住往头上运行的气了，那就会出现眩晕。医圣张仲景认为眩晕与痰饮有关。

问：那火呢？

答：这是元代朱丹溪的代表观点。他在张仲景的基础上加了个火，提出了"无痰不眩""无火不晕"的说法。痰在头上，会挡住头上的气，头会发沉，气血不能正常供应到头，眼也看不清东西。痰浊瘀久会生火，就像积水时间久了就臭了一样，臭味向外、向上散发，在人体就表现出"火"的特点。也可能是长期心情不愉快，气机不畅，郁而化火，或者长期吃热性食物，体内热量过多，伤阴化火。火向上扰动气流，导致眩晕，也会耗伤肝阴，肝阴不足，肝阳上亢，阳亢上升就成风动之势，出现头晕。

问：眩晕的病因还有其他的吗？

答：《医学三字经》中说"究其指，总一般"，说的就是大家对于眩晕的病因概括基本上差不多。除了上面说的这几种外，还有一种就是金元四大家之一刘完素（刘河间）所认为的"风火"导致眩晕。而人体内的风火都是由肝木生出来的，肝木旺就会克脾土，脾土虚，水湿就盛，水湿盛就生痰饮。因此，不管是痰饮，还是痰火，都跟肝风动有关，究其根本都是体虚。

痰饮的关键是脾胃虚弱，不能正常运化水湿；有火关键是阴虚敛不住。这就是《黄帝内经》说眩晕是精虚导致的关键，是从病根来分的；其他的"痰""火"的说法，是从病的表象上来分的。

问：临床常见到挺着啤酒肚的高血压患者，表现就是头晕，这是哪种情况呢？

答：这种正好对应了《医学三字经》中"痰火亢，大黄安"。前面说了痰火的形成原因，就是以这种表现为主，用酒炒大黄治疗即可。

问：这么简单？怎么理解呀？

答：是简单。关键是理通才行。这种治疗眩晕的方法源自朱丹溪。病机关键在于上焦实，也就是有痰火，表现为啤酒肚、头晕、脉滑。滑脉就是摸脉时最靠近大拇指那一侧的位置像珠子在盘子上滚动一样，并且越使劲按越有力。

8. 养鱼与治病

一位靠养鱼发家致富的人就出现了这种情况，不光是啤酒肚、头晕，还时不时吐痰。他去找老中医看病。老中医一看，问他怎么养鱼的。他介绍说：鱼塘的水要能对流，塘底淤泥要及时清理，每天喂鱼要有规律。

老中医问他为什么。

他说，鱼塘的水对流，是因为对流水可以带来很多新鲜的氧气，塘水鲜活，鱼就长得快。鱼塘底的淤泥每年要彻底清理一次，这样，鱼塘才能保持足够的深度和宽度。要不然，鱼塘底被淤泥越垫越高，水慢慢变浅，鱼的活动空间不大，活力就不强，就不容易长。喂鱼要有规律，不能让它饥一顿饱一顿，这样不影响鱼的胃口，鱼才不容易生病，长得快。

老中医听后，说他这么会养鱼怎么能没养好自己呢。养鱼人不明白。

老中医说，鱼需要对流水带来新鲜的氧气。人也一样呀。人住楼房，内装空调，出入坐车，也开着空调，没有大自然对流的空气，也不到屋外活动活动，就跟鱼塘没有对流水一样，身体自然就郁闷了。

山珍海味，大鱼大肉，大吃大喝，排不出去，就出现"将军肚"。肚子里面排不出去的垃圾，就把下面堵得严严实实，气全堵住了，垃圾下面排不了，就会从上面也排一些，出现气血不能正常运送到大脑导致头晕，痰湿类的垃圾从嘴里吐出来的情况。这些肚子里的垃圾是不是跟塘底淤泥没及时清理一样？

另外，喂鱼要有规律。人的生活也要有规律。吃东西要有节制，只有正常的饮食起居，才能有健康的身体。熬夜、打麻将、吃夜宵，早上起不来，自然也就不吃早餐，这样怎么会不生病呢？您看是不是跟养鱼一个道理？

养鱼人一下子明白了。最后，老先生只给他开了一味药，酒炒大黄，让他打粉后，用茶水冲调服用，每次3～6g。这养鱼人吃了半个多月，病就好了。当然，关键还是生活方式重新调整了。

问：一味酒炒大黄怎么起了这么大作用呢？

答：大黄苦，寒；归脾、胃、大肠、肝、心包经；能泻下攻积、清热泻火、凉血解毒、活血祛瘀。用辛甘，性热，归心、肝经的酒炒后，借酒的向上之力，大黄的一部分作用也往上走，不往下去，就可以清上边的热。这样上边没了火热扰动，再加上大黄本来泻下的作用，清理肚子里的污秽痰湿，就把"将军肚"除了，体内也没有痰热影响气的正常运行。配点甘、苦、微寒的茶水帮忙，痰热消得很快。痰热除了，生活习惯也改了，没有再生的痰湿干扰，病自然就好了。

中药在使用的时候，炮制方法对药的作用影响也很大。

问：这下知道自己该怎么养生了，太生动了。那眩晕这么治就行呗？

答：这是有钱人，生活条件较好，通过生活调养足够了。否则，关键还得补虚。

9. 虚导致眩晕的调治

问：对了，您一直强调根本在体虚上。体虚怎么调治呢？

答：《医学三字经》中说"上虚甚，鹿茸餐"，说眩晕是上面虚损严重导致的，就用鹿茸酒。

问：怎么知道是上面虚损严重？

答：这种人往往有气无力的，身形比较瘦弱，说话声音都不大，甚至腰膝酸软，一活动就头上出汗，晚上睡觉也出汗，以腰以上的症状为突出表现。

问：那鹿茸酒有什么说法？

答：鹿茸甘、咸，温；归肝、肾经；能补肾阳，益精血，强筋骨。有人从取象比类的方法分析，说其生在鹿的头顶，入督脉，通于脑。督脉为人体阳脉之海，头顶又是人体最高位，是人体阳气最聚集的位置，因此鹿茸是大补督脉、大补阳气的一味重要药物。同时用酒来泡鹿茸，酒属阳药，能通经络，活气血，可以使鹿茸的补阳之性更好地走向病位。不管是从其本性能通肝肾经，还是入督脉，都可以很好地补在上的虚损。

问：鹿茸太贵了，买不起怎么办？

答：当然，如果没有这味药，也可以用补中益气丸之类平缓一点儿的药。补中益气丸中含有补气药黄芪、党参、白术、甘草，同时还有提升阳气药黄芪、升麻、柴胡，可以使补入体内的气血上升入脑。只不过区别是鹿茸酒更偏于补肾阳气，而补中益气丸更偏于补脾胃之气血不足，且性更缓，更适于虚不受补的老年人。

问：这是上虚的，还有下虚的吗？

答：《医学三字经》中说"欲下取，求其端"，说的就是要从下治疗，就要找病的根本。

"端"，在这里指的是病的源头。中医有上病下取和下病上取的方法，就是大家经常说的头痛医足，足痛医头。不明就里的人以为是庸医，其实是中医整体观念的一种体现。因为人体本身就是一个完整的整体，所谓牵一发而动全身，任何一处的疼痛或不适都会产生联动效应，使全身相关部位产生不适或者出现疼痛点或反应点。现在西医的软组织外科学中，治疗疼痛性疾病也开始注意该问题。《黄帝内经》所说的"有诸内，必形诸外"，也就是身体内的问题，一定会在身体表面反映出来。中医早形成了一套独特的诊断体系，通过该体系进行辨证论治。临床上，除了脉诊，中医外治法的经络诊查，治疗中使用的热敏灸、阿是穴都是中医整体观念的体现。

问：眩晕的上病下取具体怎么解释？

答：眩晕，是头上的表现，病根在下面，治疗要从下面入手，就像花草的叶子枯了，是根部缺水了，治疗要给根部浇水。所谓病"根"的说法也与此有关。治疗眩晕，也要找到下面的最根本的病因，就是补肾。

《医学三字经》中说"左归饮，正元丹"，告诉大家，眩晕补肾用左归饮、正元丹。左归饮中包括熟地黄9～30g、山药6g、枸杞6g、炙甘草3g、茯苓4.5g、山茱萸3～6g。方中重用熟地黄，滋肾填阴为君药；山茱萸、枸杞加强滋肾阴养肝血为臣药；佐药茯苓、炙甘草益气健脾，山药益阴、健脾、滋肾。

问：这怎么感觉跟六味地黄丸很像？

答：很像，但左归饮与六味地黄丸不同之处，在于其适用于真阴虚而火不旺的，方中没有泽泻、牡丹皮之类的清泻药，基本上全是壮肾水的药物。该方关键是能养肾阴。

另外一方正元丹是养肾阳的，也是纯补的药方。做法和用法都比较复杂，给大家说一下。人参45g，用附子15g煮后去附子，把汁留下泡人参；黄芪22.5g，用川芎15g，酒煮后去川芎，汁浸泡黄芪；山药15g，用干姜3g，煮汁后去干姜，汁浸泡干山药；白术45g，用陈皮7.5g煮后去陈皮，药汁泡白术；茯苓30g，用肉桂9g酒煮后，去肉桂，药汁泡茯苓，再把茯苓晒干，不能烘烤；甘草22.5g，用乌药15g，煮后去掉乌药，药汁浸泡甘草。这六味，除茯苓外，其余五味，用中火慢慢焙干，不能大火，以免伤了药性。焙干后，加茯苓，一起捣成末。每次4.5g，用一大茶杯水，三片姜，一个红枣，一起煎沸3～5次，再加两指一捏的盐，连滓一起调和吃下去。吃下去后，再喝一杯热酒，帮助药力，快速起效。

当然，正元丹因为炮制和加工比较复杂，现在基本没人做。关键是治疗思路，虚证没有实邪的时候，基本就是以补养药为主进行治疗。

问：中药汤剂比较麻烦，有中成药吗？

答：关键还是生活上要调节好，也可以根据临床分型选择中成药。如果辨证分型是肾阴虚的，可以服用左归丸，就是左归饮汤剂改成的丸剂；如果辨证分型是肾阳虚的，可以用点右归丸；如果辨证分型是脾胃不足的，可以用补中益气丸。基本上体虚的眩晕就差不多了。

问：生活上怎么调节好呢？

答：平常注意休息，不熬夜，以免伤肝阴、肝血，同时调理情绪，尤其不要暴怒，可以工作之外有点小爱好，如养花、喝茶、书法、绘画等，久而久之都会使自己心情放松，能够耐受和控制不如意。另外，控制自己的欲望，不要过度，关键是不要纵欲过度，以免耗伤肾精。同时要控制自己的饮食，不过饱，营养合理搭配。感觉体虚的适当吃点补品，如黑芝麻、粟米、牛骨髓、羊骨、猪肾、淡菜、干贝、桑椹、栗子、胡桃、海参、虾、豇豆、山药、枸杞、海参、阿胶等。

问：自我保健按摩调理一下可以吗？

答：当然可以。眩晕与肝密切相关，足厥阴肝经从足大趾，沿足背向上到腿内侧，一直从鼻咽部后方上过头顶，大家感兴趣的可以参考看一下经络图。从经脉角度，治疗眩晕可以经常按摩足背上的太冲穴、行间穴，还可以加上肾的原穴太溪穴，补补肾精，膝关节外下方的阳陵泉穴、膝关节下方的足三里穴和丰隆穴，以健脾化痰。所有的眩晕也都能缓解了。

问：您还见过其他特殊的眩晕吗？

答：临床中眩晕症比较多见，除了前面介绍的常规，给大家介绍两个有意思的临床病例。

10. 特殊病例分析

一例是几年前门诊来的一位老年女性，1942年春天出生，由孙子搀扶来就诊的。自诉近两年在户外走路时，会突然头晕后眼前一黑，随即摔倒，不省人事，有时几分钟，有时十余分钟才慢慢苏醒，醒后一如常人，在家里基本不犯。刚开始半年一犯，近一年来发作频繁，一年犯多次，没有规律可循。家人比较紧张，怕在路上出现意外。老人个矮体胖，二便正常，偶有便稀，舌淡苔微厚，脉弦略细。身体健康，无高血压、糖尿病等病史，饮食正常，情绪平和，唯一不正常的就是常常要熬夜。因为奶奶家离学校较近，所以读高中的孙子放学后，吃住在奶奶家中，奶奶要陪孙子学习，还要做夜宵给孙子补充营养。

本病西医诊断通常为 TIA 发作，就是一过性脑缺血发作，是大脑突然缺氧、缺血造成的，病因大多与高血压、动脉硬化有关，但这位老人没有高血压，动脉是否硬化没有检查。考虑有一种颈椎病也会出现突然昏倒，就是椎动脉型颈椎病，而颈椎病是一种退行性疾病，70 岁以上老年人基本都会有。颈椎增生、关节不稳定或者颈椎间盘突出压迫椎动脉，椎动脉受压后，管径变细，往大脑供血的量就会变少，尤其是突然转头时或者情绪激动时血管突然受压，管径突然变细，甚至压闭血管，大脑就会剧烈缺血缺氧，出现眩晕甚至摔倒。

问：这是西医的解释，在这个病例中有一明显不好解释的地方就是为什么在家里不发病？如果有动脉硬化，那发病就不分场合，难道在家里就不会突然转头，颈椎病不发作吗？

答：是的，这就是该病例的有意思之处。从中医角度来看，TIA 发作并不是根本病因。从五运六气上来分析患者的出生年月，本就是肝木偏亢的体质，既往体格很棒，所以不会发病。仔细分析，老人每次发病前几天都睡眠不佳，睡眠不佳会导致肝阴不足，而后肝风易动，室内、室外最大的差别在于有没有风。在家中不发病是因为家中基本没有风，尤其是大风。而她发病都在路口，路口因无建筑物遮挡，风就会更大。外风一吹引动内风，出现眩晕，甚至昏仆。这位老人采用养肝息风的治疗方案，治疗一段时间后痊愈。随访一年也没复发。至于有没有动脉硬化就不知道了，我们不能说把动脉硬化治好了，只是把老人的眩晕治好了。

问：这个分析思路有意思，能仔细讲讲五运六气的分析吗？

答：这一下子讲不完，以后有机会再说吧。再说一下另一个病例。我父亲，长年高血压，几个月前自觉眩晕、头痛，自认为是血压过高导致，服用降压药后血压下降，仍然眩晕、头痛，这才告诉我。因是自己的父亲，不用过多的询问便很清楚所有的既往史和家族史，只有少量的现病史不清楚，仔细观察后发现他怕冷症状明显。当时已经入秋，母亲喜冷怕热，夜间喜欢开窗睡觉，父亲靠窗近，几天下来，寒邪直中，没有明显的感冒发热症状，也没认为自己是受凉了。分析病因明确，家中正好有姜母茶，每次两包，两次喝下去后，冷汗出来，然后眩晕、头痛症状立刻消失。这是一例典型的受风寒后导致的眩晕，一旦将病因去除，效果也立竿见影。

问：有意思。我们再学习点什么呢？

答：学习一下泄泻吧。

泄 泻

　　湿气胜　　五泻成

　　胃苓散　　厥功宏

　　湿而冷　　萸附行

　　湿而热　　连芩程

　　湿挟积　　曲楂迎

　　虚兼湿　　参附苓

　　脾肾泻　　近天明

　　四神服　　勿纷更

　　恒法外　　《内经》精

　　肠脏说　　得其情

　　泻心类　　特丁宁

　　问：泄泻就是拉肚子呗?

　　答：对的。泄泻就是大家经常说的拉肚子，也叫腹泻。
主要是排便次数增多，粪便质地稀，甚至像水一样的病症。

1. 泄泻的西医理解

问：西医是如何看待腹泻的呢？

答：西医认为腹泻就是一个症状，包括人体排便次数明显超过平日习惯的频率，粪质稀薄，水分增加，每日排便量超过 200g，或者含有未消化的食物或脓血、黏液。腹泻常伴有腹痛，急于排便，拉完还想拉等症状。西医认为腹泻产生的原因是正常人每日大约有 9L 液体进入胃肠道，通过肠道对水分的吸收，最终粪便中水分仅 100～200ml。若进入大肠的液体量超过大肠的吸收能力或（和）大肠的吸收量减少，就会导致粪便中水分排出量增加，便产生了腹泻。

问：西医认为腹泻的病因有哪些？

答：引起腹泻常见病因分为感染性及非感染性。感染性病因可由细菌、病毒、真菌、寄生虫引起，非感染因素则包括饮食因素、药物因素、气候因素、疾病因素。

问：西医如何治疗腹泻呢？

答：治疗上，对症治疗纠正水、电解质、酸碱平衡紊乱和营养失衡；药物治疗解痉止泻并用抗菌药物针对病原体进行治疗。

问：中医有什么不同呢？

答：当然不同。西医腹泻症状不能与中医泄泻完全等同起来。如西医腹泻中所提到的大便中带脓血问题，一部分是在中医的痢疾中单独论述。从病因上来看，中医理论体系中泄泻还与情绪有很大的关系。临床经常见有人一紧张就会腹痛、腹泻。

2. 湿气是泄泻的关键原因

问： 中医上怎么分析泄泻的原因的呢？

答：《医学三字经》中说"湿气盛，五泻成"，就是告诉大家，人体湿气大，就会导致泄泻。这里的五泻指的是五种泄泻，包括《难经·五十七难》中提到的胃泄、脾泄、大肠泄、小肠泄、大瘕（jiǎ）泄，五种以腹泻为主要临床表现的病症。胃泄主要的表现是不爱消化，基本上是吃什么拉什么，轻重不同而已，皮肤发黄。脾泄的特点是腹胀，腹泻时大便就像水流一样，急冲下去，还会一吃东西就要吐。大肠泄表现是吃过东西就想拉，大便的颜色发白，肚子里面会叽里咕噜，还有像被刀割一样的疼痛感。小肠泄是一小便就要拉，大便里还带脓血，肚脐以下腹痛。大瘕泄是肚子很难受，着急想排便，到厕所却排不出来了，还伴随着尿道痛。

问： 泄泻是不是与湿有关呢？

答： 不管是哪种泄泻，都与湿气重有关。身体里湿气多了，就要通过腹泻或者出汗的方式把湿气排出去。说到这儿，大家可能会有种感觉，腹泻是一种自我保护机制。有这种感觉是对的。最容易理解的是，吃了坏东西呕吐、腹泻，是为了把坏东西排出去，减少在体内对人体的损伤。能认识到腹泻是一种自我保护机制的话，大家就会从容很多。

3. 湿邪的表现

问：湿气盛有什么特点？

答：本来风、寒、暑、湿、燥、火是六种自然现象，当这六种自然现象超出了人体的调节范围，让人生病了，则被称为六淫。淫，就是过度的意思。湿气盛对于人来说就是湿邪导致人生病。在人体上凡是致病具有重浊、黏滞、趋下特性的外邪，都称为湿邪。

问：湿在身体内有什么主要表现呢？

答：首先，湿为水气所化，重浊有质，是阴邪。阴邪入侵，需要人体的阳气与其抗争，故会消耗阳气。湿是弥漫存在的水，由于其弥漫的特性，可以导致上、中、下三焦都生病。如果湿邪阻在上焦，会头发沉发闷，还会胸闷；湿邪阻在中焦，就会出现腹部发胀、发堵、发闷、大便发黏的；湿邪如果停在下焦，那就会出现小腹发胀、发满、小便淋涩不畅。

问：湿性趋下，是否意味着主要发生在身体下部呢？

答：不是的。湿性沉重，秽浊。在身体上会出现沉重感，排泄物和分泌物会浑浊不清。因湿有形，性属阴，入侵人体往往是下部先受湿，并且有趋下的特点，如水肿往往是下肢明显。

问：那湿有什么特性呢？

答：湿性黏滞，容易兼有其他邪气。黏，即黏腻；滞，即停滞。湿邪致病黏腻停滞的特点主要表现在两个方面：一是症状的黏滞性。也就是湿病症状多黏滞而不爽，大家想一下，身上湿了以后是不是感觉黏糊糊的，活动都很费力？二是病程缠绵，不容易好。又因为湿邪是有形之质，重浊黏滞，其他邪气容易黏着依附，其中以寒、热、暑邪最明显。因此，临床常见湿热、寒湿致病的情况。

4. 人体湿气盛的原因

问：那是什么原因导致的湿气盛呢？

答：湿气盛的原因有很多，它的形成也不是一朝一夕的，主要有以下几个方面。

第一是饮食方面。如果吃油腻的、甜的、咸的、辣的过多，抽烟、饮酒时间过长，会在身体里形成湿热郁滞。

第二是地域气候的因素。大家都知道，我们国家西北相对干燥，东南相对潮湿，东南部居民就常受水湿困扰，这就是中医说的久居湿地。当然，还有人为的久卧潮湿之地，不管居住地在什么地方，如果长时间在水湿较重的地方待着就会有湿气入侵。曾治疗过一位长期腹泻和腰痛的女性患者，针刺治疗时，常发现有清澈的水液从起针后的针孔渗出，经仔细追问才知道她年轻时候，刚开始创业，住在一个小地下室，没有床，就在水缸上垫块木板睡了三年。这种也是久卧湿地。若淋雨后、蹚河后，没有及时换干衣服；泡温泉时间久了，没有干蒸一下。提醒大家一下，温泉都会配各类的干蒸室的，目的是帮大家去湿气，不要省了这一步哟。

第三是脏腑功能的失调。脏腑之间的功能会互相影响，任何脏腑功能异常，都可能导致全身的不平衡。对于水液在体内的代谢来讲，最关键的三个脏，脾主运化水湿，肺通调水道，肾主水的功能正常，身体内的水才能正常运行，否则都可能在体内形成水湿停留。如您饮食不规律，脾胃功能下降，就会出现身体发沉，不爱吃饭，也不爱喝水，体重却在不停增加，这就是水湿停滞。

问： 是那种喝西北风都长胖的呗？那些节食减肥却越减越肥的，是不是也是这个情况？

答： 是呀。那些愿意接受节食减肥的，都是因为不爱吃，身体脾胃功能下降，所以不吃就不吃吧，可是刻意不吃，对脾胃的损伤就又增加了，那身体里的水就更代谢不出去了。当然，这不会无限度地增加，只是没有大家想象的那样体重下降而已。

5. 脾胃的功能表现

问： 您总说脾胃功能下降，我们怎么判断脾胃功能好不好呢？

答： 这就得给大家说一下脾胃的藏象特点了。《黄帝内经》曰："脾胃者，仓廪之官，五味出焉。"这里"仓廪"就是指存粮食的地方，也就是把脾胃比喻成管理粮仓的官。这与脾胃的功能特点有关。在这里大家千万不要把脾与西医所说的人体最大的淋巴器官给完全对应起来。《难经·四十二难》记载："脾重二斤三两，扁广三寸，长五寸，有散膏半斤，主裹血，温五脏，主藏意。"脾旁边的散膏半斤指的是胰腺，也就是说中医学认为脾的功能是包含胰腺的功能的。

脾的第一个功能是主运化。具有对饮食物进行消化，吸收精微和水液，转输至心肺而输布全身的功能。运化正常，称为"脾气健运"。如果脾失健运，也就消化吸收不良了，就会出现食少、腹胀、便溏或泄泻，甚至倦怠、乏力、消瘦；也可能出现水液停滞，产生水湿痰饮，甚至导致水肿，这就可能出现湿盛泄泻。

脾的第二个功能是主升清。脾的运化功能，是配以升清的。所谓"升清"的升，是指脾气的运动特点，以上升为主，故言"脾气主升"。"清"，是指水谷精微等营养物质。"升清"，也就是指把吸收的水谷精微等营养物质上输于心、肺、头目，通过心肺的作用化生气血，以营养全身，故有"脾以升为健"的说法。如果脾气不能升清，水谷不能运化，气血生化无源，就会出现没精神、没力气、头眩晕、腹胀、泄泻等症状；也就是《黄帝内经》中说的"清气在下，则生飧泄"。如果脾气下陷，还会出现久泄脱肛，甚至内脏下垂等病症。

脾的第三个功能是主统血，指脾具有统摄血液在脉中运行而不溢出脉外的功能。脾气旺盛，能统摄血液，不致发生出血。当脾气虚弱，不能摄血时就会出现皮下出血、便血、尿血、崩漏等，并且表现出虚性出血的特点，血色淡，质地稀，多伴有乏力少气的感觉。

问：那胃的功能是什么？

答：胃能受纳与腐熟水谷。受纳是接受和容纳的意思。腐熟，是饮食物经过胃的初步消化，形成食糜的意思。饮食入口后，经过食管，容纳于胃。再经过胃的腐熟后，下传到小肠，其中的精微物质经脾的运化而营养全身。胃虽有受纳与腐熟水谷的功能，但必须和脾的运化功能配合，才能使水谷化为精微，以化生气血津液，供养全身。

问：脾有升清的功能，胃与之对应，是不是有下降的功能呢？

答：是的，胃主通降。通降就是指胃里的内容物下传到小肠的过程。升和降是脏腑气机的一对矛盾运动。脾的升清，是与胃的降浊相对而言的，由于这一对关系的存在，水谷精微等营养物质才能吸收和正常输布，代谢废物才能正常排泄出去。另外，脏腑之间的升降协调平衡是维持人体内脏相对恒定于一定位置的重要因素，也是由于这一对关系的存在，才能使机体内脏不致下垂。脾和胃通过经脉联系在一起，形成一对表里关系，被我们称为"后天之本"。因此，李东垣强调脾胃的重要性。

问：外在生理联属上，脾与人体其他器官的功能联系有哪些？

答：外在生理联属上，脾在体合肌肉主四肢，人体肌肉壮不壮实，与脾胃的运化功能相关。脾胃的运化功能下降，就会导致肌肉瘦削，软弱无力，甚至痿弱不能用。

在液为涎。涎就是口水。唾液中比较清稀的称作涎，具有保护口腔黏膜，润泽口腔的作用，在吃饭的时候分泌比较多，有助于食物的吞咽和消化。在正常情况下，涎液上行于口，但不会流到口腔外面。如果脾胃不和，就会发生淌口水的现象。

在志为思。思，也就是思考、思虑，是人体精神意识思维活动的一种，与心主神明有关。正常的思考问题，对机体的生理活动并没有不良影响，但如果思虑过度，就会影响气的正常运动，导致气滞和气结，还会影响脏腑生理功能，最明显的是脾的运化功能，出现不思饮食，脘腹胀闷，头目眩晕等症状。

开窍于口。口腔是消化道的最上端。开窍于口，是指饮食口味等与脾运化功能有密切关系。口味正不正常，反映的是脾胃的运化功能。脾胃健运，则口味正常，食欲较好。如果脾失健运，就可能出现口淡无味、口甜、口腻、口苦等口味异常的感觉，当然，食欲也会下降。

其华在唇。口唇的色泽，与全身的气血充盈情况有关。脾为气血生化之源，口唇的色泽直接反映脾胃运化水谷精微的功能状态。

问：那我们就可以通过肌肉、涎、思虑、口味、口唇的表现来判断脾胃的功能好坏？

答：对的，中医就是通过这些外在表现来判断内脏功能好坏的。

6. 胃苓散能祛湿

问：这下明白了。那湿气导致的泄泻怎么治疗呢？

答：既然前面说了，五种泄泻都是湿气重引起的，治疗的关键就是祛湿气。《医学三字经》中说"胃苓散，厥功宏"就是告诉大家，胃苓散治疗腹泻，效果很好。

胃苓散由炒苍术 4.5g、白术 4.5g、厚朴 4.5g、陈皮 4.5g、泽泻 4.5g、猪苓 4.5g、桂枝 3g、炙甘草 2.1g、茯苓 12g、生姜 5 片组成。方中苍术、厚朴、陈皮、甘草组成的平胃散运脾燥湿；再用茯苓、猪苓、泽泻、白术、桂枝组成的五苓散利水渗湿，标本兼顾，有很好的健脾和中、利水化湿功效，是一个非常重要的治疗泄泻的方子。

问：再简单点怎么解释？

答：打个比方，腹泻是身体里的水多了，就像洗头了，头发湿答答的，不舒服，要快速干，需要一个电吹风。电吹风有两个调节开关，一个调风力大小，一个调温度。如果只是用风吹，不单是冷，干得还不快；加上温度，出来的是热风，干得才快，平胃散就是加热吹风。若在吹的同时，不停地梳理头发，把头发梳理出缝隙，那样才真正干得快，五苓散就是增加排水缝隙的。其实，这些都是利用大自然的规律。您看，雨天过后，天晴了，同样是洼地，晒着太阳的地方干得快；有排水沟的干得快；风大的地方，干得快。这个治疗方案也是利用的自然规律。

问：这么有意思！那不用中药怎么调理才能让湿气少点呢？

答：如果人湿气重了，就找个温暖干燥的环境，吃点偏温热和干燥的食物，如烤馍片加点胡椒粉之类调料，再配合上适当的运动，就能排湿。如果湿气太重，实在不爱运动，那就先用艾灸，把身体里的湿气给灸出去。湿气祛一些，能动了再运动。

7. 灸法祛湿

问：怎么灸？灸哪儿呢？

答：最常用的保健灸是悬灸，就是直接拿艾条对着穴位，距离穴位皮肤大约2cm，进行悬灸。祛湿保健最常用的悬灸穴位是足三里，还有中脘、阴陵泉、丰隆。

足三里在下肢膝盖骨外侧下方凹陷处，往下约四指宽的地方。使劲按压这个部位，足背的动脉能停止跳动。足三里是胃经的下合穴，也是足阳明胃经的合穴，五行属性属土，胃经本来就属土，这个穴位又是土经土穴，健脾胃的作用很强。足三里还是四总穴之一，治疗所有腹部疾病都可以用，是人体的一个重要的保健穴。

中脘的位置前面跟大家说过了。

阴陵泉在小腿内侧最上方的凹陷处，是足太阴脾经的合穴，属水。脾经属土，阴陵泉属土经水穴，健脾利水作用较强。

丰隆在外膝眼和外踝连线的中点，是足阳明胃经的络穴，一个穴位可以通两条经脉，就是足阳明胃经和足太阴脾经，是临床最常用的化痰祛湿的穴位。

这几个穴位，每穴悬灸15分钟左右。足三里和丰隆可以用回旋灸，就是在穴位上方做圆形回旋运动，既可以保持热度，又可以避免烫伤，有补益脾胃的作用。阴陵泉和中脘可以做雀啄灸，就是在悬灸的基础上，艾条要上下提按幅度在1cm左右，这样可以让穴位感受到不同的温度，不会烫伤患者，穴位的温度感受不同还可以使穴位的敏感性进一步加强，同时使灸感传导更快，关键的是可以起到泻水湿的作用。

问：还有其他灸法祛湿吗？

答：湿气与脾胃功能密切相关，能够健脾胃的方法也能够祛湿气。隔姜灸中脘是临床中最常用的健脾胃的外治法之一，把生姜打碎成沫，稍拧干，用成型器简单固定一下，然后放置于中脘穴上，再上面放置艾绒，点燃，利用艾的火力把生姜的温胃祛湿健脾的力量渗入到中焦，起到治疗作用。或可以直接切姜片做隔姜灸，就是把姜切成一元硬币厚度，中间用针或牙签扎出密集的小孔，备三四片，先用一片做隔垫，待感觉烫时，将姜片和艾炷拿起，下面再加一片，如此反复灸5壮，即烧完5个艾炷。

另外，还有脐灸、麦粒灸、督灸等，都能起到很好地预防和治疗作用。

8. 湿热泄的调治

问：前面说其他邪气容易黏着依附于湿气上，湿夹热导致的泄泻有什么特点呢？怎么治疗呢？

答：湿夹热导致的泄泻为湿热泄泻，湿热泄泻的特点是大便次数增多，大便颜色发黄，有恶臭，患者会告诉您，腹泻后，肛门有火辣辣的感觉，经常还有发热、口渴、小便色黄，舌苔黄腻，心动过快等症状。《医学三字经》中说"湿而热，连芩程"，就是告诉大家，这时候可以用胃苓散加黄芩、黄连。黄芩、黄连都是苦寒清热的药。黄连味很苦，用它来形容极端困苦的时候说"哑巴吃黄连，有苦说不出"。告诉大家一个常识，苦味有其独特的作用，苦味的东西大多有清热泻火、燥湿解毒的作用。如夏天吃苦瓜、苦菊，都是用其苦寒性质泻火解毒的。

问：只要是湿热泄泻就这样处理就行了唄？

答：适当调整一下就可以了。对于热很重的，就要把胃苓散中的味辛，性温的桂枝去掉，改用味辛，性凉的葛根。仍有辛味的发散力量，还能防止桂枝性温助热的弊端。同样，湿太重的加大祛湿力度就行。

问：湿热泄泻在生活中如何调理呢？

答：生活上需要注意，如果条件允许，尽量在清凉干爽的地方生活，吃点偏寒凉性质的食物，如苦瓜、苦苣、芦笋、莴笋、莲子芯、芥蓝、蒲公英、马齿苋等，少吃羊肉、桂圆、蒜苗、韭菜等热性食物。

问：这时候还可以用灸吗？

答：当然，这时候也可以用灸法。悬灸上巨虚、下巨虚，灸的时候像鸡啄米一样缓慢远近调节，可以引热外出，还能健脾燥湿。上巨虚在足三里穴下四指的位置，是大肠经的下合穴，可以引大肠的湿热下行。下巨虚在上巨虚下四指的位置，是小肠经的下合穴，可以引小肠的湿热下行。

当然，之前讲的足三里、丰隆、阴陵泉、中脘也可以用。

9. 寒湿泄的用药

问：寒湿导致的泄泻如何治疗呢？

答：那就用胃苓散加吴茱萸和附子。《医学三字经》中"湿而冷，萸附行"，说的就是这种情况。吴茱萸和附子都是性热的药品。附子还是大热的，可以帮助胃苓散在祛湿的基础上祛寒，治疗寒湿泄泻。

问：我听说附子有毒，要注意什么呢？

答：不光附子有毒，吴茱萸也有毒。吴茱萸味辛、苦，性热，有小毒，有助阳散寒、疏肝止痛的作用；附子大辛、大热，有大毒，有回阳救逆、祛寒止痛的作用。

这里大家可能对毒有一定的偏见。其实，只要是您身体不需要的，吃了以后会导致身体阴阳出现偏颇的都是有毒的。中医对于毒性的理解就是指药物的偏性。中药说的药有小毒就是偏性小点的药；药有大毒就是偏性大的药。偏性越大，毒性越大。在我国，中药一开始就被称作"毒药"。《周礼·天官》

记载："医师掌医之政，聚毒药以供医事。"《类经》指出："凡可避邪安正者，皆可称之为毒药。"它们的使用都有具体的用量规定，随着临床应用的增多，认识的改变，可能还会有所变化。大家知道，水喝多了还会水中毒呢，量也是关键。所谓的中毒剂量也是因人而异的，这需要大家在临床好好体会。

10. 毒药的使用原则

事实上，"是药三分毒"，关键是如何使用它。中医治病，本就是"以偏纠偏"的过程。我们知道"矫枉过正"一词，原指要把弯曲的东西扭直，却弯过了头，结果又弯向另一方，用来比喻纠正错误或偏差超过了应有的限度。这是因为"矫枉必须过正"，也就是说，要把弯的东西扳正，必须要扳到另一边，再松手，才有可能正过来，否则扳到正常位置就松的话，它还是要偏点。这里最重要的是把握度，"矫枉过正"就是过度了，就偏到另一边了。

临床治疗寒性的病症，就要用热性的药。寒气越重，使用的中药热性也要更重，关键是适可而止。使用不当就会出现毒性反应。美国还曾经，因为他们把人参当调料随便炖着吃出现过人参中毒的情况。因此，任何不在中医理论指导下使用的中药，都可能出现毒性反应。清末四川名医郑钦安创立的火神派以注重阳气，擅长用附子而著称，附子用量从几十克到几百克不等，有很多治愈急危重症的验案。这就不能用附子有大毒，限定用量这种思想去指导临床了。一个好的医家，还是要深谙药性与医理才行。好好学经典吧。

问：那用药怎么把握？

答：中医在使用毒性药物时，是有规则可循的。《黄帝内经》讲用药的原则是"大毒治病，十去其六；常毒治病，十去其七；小毒治病，十去其八；无毒治病，十去其九。谷肉果菜，食养尽之。无使过之，伤其正也。不尽，行复如法……"也就是说，我们在使用药物治疗疾病的时候，大毒的药，也就是偏性很大的药，治疗使病情缓解了六分，就不再用药了；一般毒性的药，使病情缓解了七分，就停药；小毒的药，使病情缓解了八分就停；没有毒的药治病，也是病情缓解九分，就停用。剩下的那几分病情用食物调养。防止用药纠偏纠过了，伤人正气。如果调养以后，感觉还没好，可以再按照上面的原则治疗一段时间，但不能过度。

问：根据《黄帝内经》的治疗原则，寒湿泄泻应该治疗到什么程度呢？

答：加吴茱萸、附子，患者自觉病情好了六分就行，剩下的几分饮食调养。

问：哦，这样呀。那对于寒湿泄泻，饮食怎么调养呢？

答：寒湿泄泻有寒有湿，就需要选择一些偏温热，能祛湿的食物进行调养。

例如，在平常吃的大米中加点高粱米、西米等偏温性的杂粮；蔬菜以韭菜、荠菜、茴香苗、蒜黄、芥菜、雪里蕻、南瓜等为主，最好在做菜时多加点大葱、生姜、大蒜、花椒、茴香、胡椒、肉桂、桂花等调味品；肉要少吃，如果吃的话，可以选择狗肉、牛肉、羊肉、鹿肉、鸡肉；水果要吃的话，可以选择榴梿、樱桃、杏、李子、桃、山楂、桂圆、大枣、荔枝、金橘、红毛丹等。另外，茯苓糕当点心可以祛寒湿，砂仁、白豆蔻也可以当食材放到米饭或汤里。

问：这可以用灸吧？

答：对呀，祛寒湿，艾灸是更好的办法。寒湿泄泻，灸天枢穴就可以了。天枢在肚脐水平线上，脐旁三横指左右的位置，是大肠经的募穴，也就是大肠腑气输注于腹部的穴位。该穴调大肠的功能效果很好，做脐灸也可以。

11. 积食的调护

问：湿气重了，人也不愿吃东西，大家都说是积食了，这种情况下的泄泻，该如何治疗呢？

答：《医学三字经》说"湿挟积，曲楂迎"，是指这时可以在胃苓散中加上点神曲和山楂。

这时，如果吃的是以肉为主的食物要用山楂来消化。山楂味酸，性温，入脾、胃经和肝经，能消食化积、行气散瘀，炒焦用消食导滞的效果更好。平常大家都知道炖肉加上点山楂，肉质细腻，好吃又软烂，就是因为山楂有消化肉食的作用。那些血脂高、血液黏稠度高的人，喜欢吃点山楂，或者喝点山楂水，确实有降血脂、降低血液黏稠度的作用。

如果吃的是以主食和菜类混合，吃得太多，伤着了，就要重点用神曲。全国各地的神曲都是用面粉或麸皮与其他中药发酵制成的，虽然配方不同，但都是消化米、面类主食的好药。

问：发酵让人感觉跟坏了似的，神曲不会坏吧？

答：神曲闻起来是有点陈腐气，有的能闻到点香味，配方不同，味道也不一样。通常情况下，只要没长虫子，杂质比较少，越是陈年的越好，因为它会一直持续发酵。

问：酒喝多了，是不是也可以这样解决呢？

答：酒喝多了，可以用葛根煮水喝，如果有葛根粉，那可以直接冲着喝。当然，最好的是葛花。如果能采到的话，自己采点，晾晒一下，喝酒后，用葛花冲水喝。只是葛花不好保存，虫子特别喜欢吃。我采的就没保存到两年，全喂虫子了。

还有一种东西，酿酒的人家常有的，就是酒曲。它既可以酿酒，又可以解酒毒。其他的像果汁含量多的偏凉性的水果，如柚子、葡萄、西红柿、西瓜；或者果汁、蜂蜜水都有稀释体内酒精浓度，清解酒热的作用。酒是热性的，又易走窜，最伤人的阴津，酒喝多了，人大多口渴。知道这个特点，就知道凡是性凉味甘的水果，大多数都可以用来解酒。

12. 各种虚性泄泻的处理

问：久病体虚的人泄泻，或者因为泄泻导致人体虚的，应该如何治疗？毕竟"好汉架不住三泡稀"呀。

答：您问得好。《医学三字经》中说"虚兼湿，参（shēn）

附令"说的就是，如果腹泻的人有气虚表现了，要加上人参、附子。

这种人往往是平时就感觉自己没力气，怕冷，手脚感觉发凉，说话声音也小，面色发黄或特别白。这种人身体是阳气虚，阳气不能正常推动，脾的阳气不足就化不了吃进来的食物，喝进来的水也不能正常运送到全身，水停留在胃肠道就会腹泻，还会拉出一些未消化的食物。这时，用胃苓散健脾祛湿，还要加上人参、附子补足身体的阳气才行。

问：这种情况下，也可以用灸了吧？

答：这种情况下，非常适合用艾灸来治疗。灸大椎穴可以补一身阳气，灸中脘穴、天枢穴可以健脾止泻。

这里跟大家说一下大椎。大椎在第七颈椎棘突下，也就是人低头的时候，后脖子最高起的那块骨头下面的凹陷里。如果后面有两块高起的骨头，不敢确实哪块是第七颈椎，可以转转头，高起的骨头在转头的时候还动，就是颈椎，如果不动了，那是胸椎；如果两块都动，那就找最下面的那块。

问：好的。这种情况下，饮食方面该怎么调理呢？

答：饮食方面，既往阳气不足，身体发冷，那就吃些偏温热的食物，少吃耗气的偏凉性的食物，更别吃冷饮。冷饮极易损伤脾胃阳气，还顺带留些水湿在身体里面，让人体不容易修复。

问： 虚性泄泻就脾阳虚一种吗？还有其他的类型吗？

答： 虚性泄泻除了脾胃阳虚外，还有兼肾阳虚的。《医学三字经》所言"脾肾泻，近天明"就是这种情况。

这种人腹泻发作时间比较固定，一般在天快亮的时候（凌晨三点到五点）。中国古代把夜晚分成五个时间段，首尾及三个节点用鼓打更报时，叫作"五更"。凌晨三点到五点正好是五更，中医学称这种泄泻为"五更泻"，是脾肾阳虚导致的。这种腹泻是腹部一痛，便意就很急迫，必须马上去拉，慢点就要拉到裤子里了，拉过后，腹部就不痛了，大便里往往有未消化的食物，还伴有手脚发凉，全身没有力气、怕冷，小便量多，颜色淡，夜尿也多，舌色淡，舌边有齿痕。正常舌头的边缘应该是光滑的。如果舌的边缘凹凸不平，就是齿痕。那是因为全身湿气重，舌头的水湿也重，舌头肿胖，舌边被牙齿挤压就形成了齿痕。

问： 为什么会出现这些症状？

答： 这时比之前的气虚还严重，先天之本是肾，后天之本是脾。肾是主管水的一切活动；脾是管水的分布的。先天后天的阳气不足，身体里的水就完全不能正常干活，也不能温暖全身的组织器官，就会出现全身发冷，尿多。肾主管前后二阴，肾阳不足，就控制不住肛门，出现容易拉到裤子上的情况。脾的阳气不足，肾阳也帮不上忙，湿气泛滥，连舌头也会被水湿泡得水胖胖的，出现齿痕舌；脾阳不足，食物也不能好好消化，大便里就会出现不消化的食物。这种泄泻老年人最常见，秋冬换季的时候最容易发生。这时阴气渐重，阳气不足的问题较为明显，经常是吃点凉的，或者被冷风一吹就会出现。

问：脾肾阳虚型泄泻可以服用什么中药来治疗呢？

答：《医学三字经》说"四神服，勿纷更"，这时要服用四神丸治疗，不要随意换药。

四神丸由补骨脂 12g、肉豆蔻 6g、吴茱萸 3g、五味子 6g、生姜 12g、大枣 5 枚组成。其中，补骨脂温肾暖脾为君药；吴茱萸温中散寒，肉豆蔻温脾暖胃，涩肠止泻，两药一起为臣药，二者相配，脾肾兼治，命门火足、脾阳健运，温阳涩肠止泄的力量就增强；五味子酸敛固涩，加生姜温胃散寒，大枣补脾养胃，一起为佐使。脾肾阳虚大多是久病，需要长期服用药物才能慢慢起效，不能求急，随意更换药物。

13. "效不更方" 的原因

问：这里的不要随意换药，是不是中医常说的效不更方？

答：对的，这里的不要随意换药有效不更方之意。"效不更方" 是指用哪个方法治疗起效了，就不要随便更换方法。通常情况下，继续原方治疗，或者在原方基础上，根据病情变化特点，稍作调整。慢性泄泻因为病程较长，治疗有效的话，症状变化不会太大，也就是说，不可能马上就停止腹泻。任何症状稍有缓解就算有效。如果药不对症，泄泻会出现加重的情况。

问：慢性泄泻患者，怎么体会治疗效果呢？

答：对于泄泻来说，要观察腹泻的次数、每次大便的量、大便的内容物、大便的味道，还要观察腹泻的发作时间，身体怕冷的程度，手脚的温度，腹痛发作的次数、持续时间、疼痛程度、食欲、饭量、精力、体力、睡眠和小便的次数、颜色、量，夜尿次数等。尽量列表记一下，每次治疗前告诉医生，以便参考。

效不更方中更重要的一点是不要轻易换医生。各种原因，有些患者找一位医生治过后，感觉好点，但没彻底，就再找另一位医生看看。而且找别的医生时只说自己哪儿不舒服，不告诉医生自己前期治疗的情况，医生往往也没时间去仔细询问前期的病史。这种情况很多，尤其是医生很忙的时候，一位患者可能只有几分钟的时间问诊，不可能跟您聊得很细。这是个问题，相当于从头再治。而慢性病的治疗往往是细节决定成败。因此，请大家注意不要随意更换医生，看病的时候，尽量说明之前怎么治疗的，治疗后有哪些好转，还有哪些不适。让医生能尽快了解病情变化，更有效地调整用药，帮助您身体恢复健康。

问：脾肾阳虚的情况下怎么灸？

答：这种情况可以灸脾俞、肾俞、关元等穴位治疗，这时灸一定要小火慢灸，像炖补品一样，不能急于求成。

跟大家说一下这几个穴位。先说脾俞、肾俞，它们都是背俞穴。背俞穴是五脏六腑之气输注于背部的穴位。在背部足太阳膀胱经第一侧线上，也就是后正中线旁开 1.5 寸的位置，是通过肩胛骨内侧缘与后正中线连线的中点。背俞穴与相应脏腑对应的体表位置差不多，与脏腑有密切关系的共12个穴位，包括肺俞、厥阴俞、心俞、肝俞、胆俞、脾俞、胃俞、三焦俞、肾俞、大肠俞、小肠俞、膀胱俞。这些背俞穴除了治疗相应脏腑的病症，还可以治疗与该脏腑相关的五官和肢体病。

脾俞在第十一胸椎棘突下，旁开1.5寸。除了可以用于治疗下背部局部疼痛类病症，还善于治疗脾胃疾病，如腹胀、泄泻、痢疾、呕吐、水肿等病症。

肾俞在第二腰椎棘突下，旁开1.5寸。除了治疗腰痛，还可以治疗肾所管的生殖泌尿疾病，包括水肿、泄泻，还有耳鸣、耳聋等病症。

再看看关元。关元在肚脐到腹部最下方的耻骨之间，脐下3寸处，也就是肚脐到耻骨连线的下3/5的位置。它是小肠经的募穴，是小肠腑的气汇聚在腹部的穴位。从穴位名称上看，它关乎人体的元气，温和灸此处可以起到补充元气的作用。元气充足，阳气生发才旺盛，这是人体的一大保健要穴。很多古籍记载，古代养生的人每年夏天要灸关元300壮，能延年益寿的。

问： 为什么要小火慢慢灸呢？

答： 人体有个状态叫"虚不受补"，就是人太虚了，补不进来。您想，先天之本和后天之本的阳气都不足了，这虚得就有点大了，就像人饿大了一样。大家知道，一个过度饥饿的人不能一下子吃太饱，尤其不能过多吃富含高蛋白的食物。因为那样会破坏长期饥饿身体内脆弱的酸碱和离子平衡。另外，胃肠由于长时间处于空虚不用的状态，没有做好处理大量食物的准备，容易破坏甚至撕裂胃肠黏膜，严重的会致死。这种人最适合的食物就是煮的软烂的大米粥，每次少吃一点，多吃几次。现在这种泄泻与此道理是一样的。再就《黄帝内经》所言"壮火食气，少火生气"，意思是大火会消耗人体的阳气，小火才有助于生成阳气。这里的慢慢灸，就是长时间灸的意思。

14. 泄泻最佳的治疗方法

问：明白了，就像大旱天需要小雨多下几天才能缓解旱情一样。如果这些常规治疗泄泻的方法不起效怎么办？

答：《医学三字经》中说"恒法外,《内经》精"，是指常规治疗泄泻的方法如果作用不明显，那就从《黄帝内经》中去找更精确的治疗方法。

《黄帝内经》中写泄泻的病因很多，有风、寒、热、湿、燥。这些外邪侵入人体后，影响脏腑功能，导致饮食物不能正常运化，出现泄泻。另外，还有情绪不畅，影响气的运动，也会导致泄泻；各种原因引起肾阳不足，不能正常控制肛门，也会导致泄泻。

可见《黄帝内经》中谈及的病因还总结了风邪、燥邪致泄，同时还有最重要的内伤致病——情志因素，也就是情绪因素。中医七情致病是非常重要的一部分。脾主管忧思，脾虚易导致忧思无常，同时长期的忧思又会伤到脾，导致脾虚，脾虚又必生湿，湿无处去就会先从大肠出去，故出现泄泻。

问：那《黄帝内经》中泄泻分几种?

答：《黄帝内经》中有"濡(rú)泻""溏(táng)泄""鹜(wù)溏""飧(sūn)泄"等说法。"濡泻"也叫"洞泄"，主要是湿邪过盛，大便像水一样，身体发沉。"濡"有停留、迟滞的意思，用"濡泻"表示大便里水气太重。"溏泄"主要是寒气偏重，大便比较稀，里面清水多，身体还发冷。"溏"有"半流动的，水池的意思"，在这里用"溏泄"说明大便里的水更多的样子。"鹜溏"主要是燥邪过重，大便是水粪混杂在一起，颜色青黑像鸭粪，皮肤发干，"鹜"就是"鸭子"，用"鹜溏"就是说大便内容物像鸭子的大便一样；"飧泄"主要是脾阳气不足，大便清稀，关键是里面有不消化的食物残渣，这类患者也不爱吃饭。在《礼记》中"飧"有"用水泡饭"的意思，这里用"飧泄"就是说大便像用水泡饭一样。

另外，《医学三字经》中说的"肠脏说，得其情"是指《黄帝内经》中有肚脐以上的皮肤发热，是肠里有热，会有大便色黄不成形的症状；肚脐以下皮肤发凉，是胃里面有寒气，就会腹胀；胃里面热，肠里面寒，就会肠鸣，腹泻，大便夹杂不消化的食物；胃里面寒，肠里面热，就会腹胀，腹泻。这种肠热脏寒，肠寒脏热的情况，临床治疗时要仔细辨别。

问：情况这么复杂呀！那治疗泄泻还有别的药物吗?

答：是呀。《医学三字经》中说"泻心类，特丁宁"，就是告诉大家，泻心汤类方也可以用来治疗泄泻。

《伤寒论》里的泻心汤有五种，以半夏泻心汤为代表，方子里有大黄、黄连、黄芩这些苦寒药物，苦寒会泻下。本来就泄泻，还用苦寒泻下的药，这是很多人不容易理解的，也是让人不放心的。该方在《伤寒论》中原来是用来治疗小柴胡汤证因误用泄下药，损伤中阳，寒从中生，少阳的邪热乘虚内陷，以致寒热错杂，形成心下痞证的。

问：什么是小柴胡汤证？

答：小柴胡汤证就是表现为胸胁苦满，默默不欲饮食，心烦喜呕，口苦，咽干，目眩，舌苔薄白，脉弦。

问：心下痞又是什么意思呢？

答：这里的心下是指上腹部近心窝处，也就是大家常说的心口窝。痞是指堵塞不适的感觉。心下痞就是心口窝处感觉堵塞不适的病症。无形的邪气内陷于里，只觉得胀满却不痛不硬，按一按感觉有种软劲。中阳虚损，寒热互结，气的升降失常，表现为恶心呕吐，肠鸣腹泻，拉完还不舒服，大便黄褐色，特别臭，肛门火辣辣的，还可能有烦躁、发热、口渴等表现。这时候，治疗应当平调寒热，益气和胃，散结除痞。

半夏泻心汤中，半夏苦辛温燥，能散结除痞，和胃降逆，为君药。干姜辛热，温中散寒，助半夏温胃消痞以和阴；黄芩、黄连苦寒降泄，清泻里热以和阳，一起为臣药。四药相配，辛开苦降，寒热并调，以治寒热错杂的情况。又因心下痞有中虚失于运化的情况，用人参、炙甘草、大枣为佐药，甘温益气，健脾补中。炙甘草又能调和诸药，兼为使药。七味药合用，使寒去热清，气机得畅，升降复常，所有的症状就消失了。

问：这治疗太妙了！

答：大家从泄泻的治疗中可以看到中医用药的巧妙，临床一定要灵活应对。

心腹痛、胸痹

心胃疼　有九种
辨虚实　明轻重
痛不通　气血壅
通不痛　调和奉
一虫痛　乌梅圆
二注痛　苏合研
三气痛　香苏专
四血痛　失笑先
五悸痛　妙香诠
六食痛　平胃煎
七饮痛　二陈咽
八冷痛　理中全
九热痛　金铃痊
腹中痛　照诸篇
金匮法　可回天
诸方论　要拳拳
又胸痹　非偶然
薤白酒　妙转旋
虚寒者　建中填

1. 心腹痛、胸痹的理解

问：心腹痛、胸痹是什么病？这么长的名字。

答：心腹痛、胸痹说的是从胸口到肚子的各种疼痛性的疾病。也就是说，身体躯干部分里面的疼痛都包括了。

问：那胳膊、腿的疼痛另讲吗？

答：导致疼痛的机制是一样的，道理通了，不管哪儿的疼痛都可以治疗。因此，胳膊、腿的疼痛就不再多说了。

2. 心的外在功能表现

问：哦。这里先提到了心。心就是心脏吧？学习生理时，我们就知道，心是与自己拳头大小差不多，在身体里负责泵血，推动血液循环的器官。在中医理论里，心有什么不一样吗？

答：您说的生理的心脏，是心的本体，也就是在解剖上对应的实体。中医看病看的是活人，是分析活的状态的，更多的是对"心"的功能分析。心在中医学的地位非常重要。《黄帝内经》曰："心者，君主之官也，神明出焉。"心能主神志，主血脉。心功能正常，那全身才能正常；如果心不工作了，那人就没了。

问：主血脉能理解，主神志不好理解，神志活动不是脑的功能体现吗？

答：中医学理论中可不是这么理解的。这里的神志分两部分，一个是神，另一个是志。心藏神，前面说过。志是情志，因为心的主导地位，所有的情志活动都与其有关，并且现实生活中也发现中医学的说法有道理。我们说变心了，就不是那个人了，如心脏移植的人，兴趣爱好是会变，喜欢的人也会变的，因为他真的变心了。目前，有报道表明很多人进行心脏移植后，性情大变。我们对这个世界的认识还太少了，不要随意否定一个东西，先试试去了解它，可能会有意想不到的收获。

问：怎么判断这个人的心脏功能好不好呀？西医有心电图、心脏彩超、心脏造影，还有其他血液检查。中医没有这些检查怎么办？

答：从体表可以观察得到的。您可以通过面部的色泽变化来判断，心的功能正常，气血充盈，就会面部红润有光泽，精神焕发；如果心气不足，人的血脉也就亏虚，面部就苍白无光；如果是心气衰竭，也就是严重不足了，推动血液运行的功能减退，血液运行不畅，出现瘀堵，则会面部灰暗或青紫。

您还可以通过舌象来判断，心经的别络上行到舌，与舌相关联，舌依赖心的气血，维持其生理功能，因此，心有病时往往反映在舌上。如果心气虚，舌色发白；心火上炎或心阴虚，舌色红，尤其是舌尖，严重的还会出现破溃，老百姓说的舌上长疮；如果心血瘀滞，舌色会发紫暗或者有瘀点、瘀斑；如果有痰迷心窍的情况，往往会出现舌体发硬，说话不清楚的症状。

另外，您还可以通过一个人的喜悦情绪能不能正常表达来判断。挺开心的一件事儿，但他开心不起来，那是心功能下降了，如见了孙辈就合不拢嘴的老人，忽然不乐了，一定是心脏出问题了。

问：那种老是乐的呢？

答：您是指那种一直嘻嘻傻笑的吧？那叫"失心疯"，也是心脏功能不好的一种表现，心气敛不住。

问：就像范进中举？

答：对的，那是喜大伤心了，是情志致病的一种。人的七情六欲要适度，过了都会伤相应的脏腑。

问：怎么对应的呢？

答：与五脏相对应的情志有关。心在志为喜，脾在志为思，肺在志为悲，肾在志为恐，肝在志为怒。

问：知道一些，就是思虑过度会伤脾，那人就不爱吃饭了，也不愿意活动了，做事都提不起精神。这不是抑郁症吗？

答：说对了，很多抑郁症都与思虑过度有关。

3. 抑郁症最好的治疗方法

问：那怎么治呢？

答：这种情志导致的疾病可以用情志相胜的方法治疗，就是根据五行生克关系，用能克制对方的情绪来调整情绪的平衡。但这种思虑过度导致的疾病一般人不愿意治。

问：为什么？

答：您想，能克制属"土"的思虑的情绪就是属"木"的怒。您把患者惹火了，那还能没有麻烦吗？对于此，部分书籍中有明确记载，用这种方法治病的医生死了好几个。因此，很少用了。传下来的就剩了一个皆大欢喜的"冲喜"了。

问：冲喜就是家里有人病重的时候，用办理喜事的方法来驱除邪祟，希望转危为安的方法吗？那不是迷信吗？

答：现在您先别给它下定义，您用中医的思维分析一下，情志"喜"五行属火，火可以克金，五行属金的情志是"悲"，对应脏腑是"肺"。也就是说所谓的"冲喜"只适合于因悲伤过度导致的肺功能异常的疾病。肺主气，司呼吸。如果悲伤过度导致气不够用，是不是很严重？这个时候才适合"冲喜"。其他情况不太好用，而情志致病最好用情志相胜的方法治疗，其他悲、恐、怒、思，哪个也不太好操作，所以传下来的就少。冲喜作为治疗情志病的一种方法就被无限放大了，其实，如果不对症，冲喜也救不了命，后来就被认为是迷信了。在滥用的情况下，那肯定是迷信，或因迷于其中，不知道其真实的情况而信任使用它，都是迷信。再说，冲喜不只是婚嫁这类的喜事呀。您看，有的孩子因为要什么东西没要到，伤心地待在一边不与别人玩，甚至哭得上气不接下气的，用点他喜欢的东西逗一下，开心了，就去玩了。这也是用喜去冲克悲，也是情志相胜，也算是轻微的冲喜吧。

问：明白了。怪不得小时候惹祸了，挨揍，打不哭就还打。原来是悲克怒的理论。那用怒治疗思虑过度引起的抑郁症，不用医生特意激怒患者，也可以看能引起愤怒的影片吧？

答：聪明。确实是这样。现在方法很多，大家可以自行开发。

问：明白了。我们今天说的心腹痛、胸痹从哪儿开始讲呢？

答：我们今天说的心腹痛、胸痹从心胃疼开始。

4. 心胃疼的九种原因

《医学三字经》中说"心胃疼，有九种"，这里的心胃疼是指从胸口一直到肚脐范围的疼痛，包含心脏或心包部位的疼痛，临床很多心脏部位的疼痛都与胃有关，因为"心为君主之官"，被保护得很好，不会轻易得病。《黄帝内经》有"胃之大络，名曰虚里，贯膈络肺，出于左乳下，其动应衣，脉宗气也"，是说胃直接分出一个大络脉，叫虚里。循行路线从胃向上走，贯通横膈，连络肺，出于左乳下宗气汇聚的心尖搏动的地方。表明宗气和胃气盛衰都与胃有关，而大肠、小肠同归于胃，所以从胸口直到肚脐，这部分的疼痛首先考虑胃的问题。

心胃疼痛分成九种，包括虫痛、注痛、气痛、血痛、悸痛、食痛、饮痛、冷痛、热痛。也就是说，疼痛一定要先找准病因，仔细辨证。

5. 心胃疼痛关键点分析

问：怎么辨证呢？

答：《医学三字经》中说的"辨虚实，明轻重"，就是告诉大家，对于心胃疼痛，先要辨别清楚虚实轻重。

问：什么是虚？

答：虚的就是内里缺东西，缺的是正气，就像气球没气了会瘪一样。虚的疼痛是喜欢用手按着护着或者用手抚摸疼痛的地方，在吃完东西后，疼痛会有所缓解或者不痛了。患者的脉搏没有力气。

问：那什么是实呢？

答：实的就是里面多了东西，多了邪气，就像您吃撑着了肚子会胀。实的疼痛是疼痛部位不敢按压，甚至都不能碰，如果吃东西会让疼痛加重，脉搏跳动有力。

通常情况下，实的患者都非常着急治疗，也都是急症。人会感觉痛得受不了了，不治就活不下去了。而这种疼痛治疗起来也比较快，容易好；相反，虚的疼痛往往觉得不治也行，还能坚持几天。这种疼痛因为拖延的时间比较长，形成慢性病，真正治疗起来就不容易好，需要的时间长。当然，很多时候会有虚实夹杂的复杂情况，因为虚，推动无力，气血堵了，又形成瘀，瘀而化热，表现出寒热错杂等情况，治疗起来就更要好好分析了。

6. 疼痛如何发生的

问：为什么会让人觉得疼痛呢？

答：最主要是因为有地方堵了，气血通不过去。《医学三字经》中说"痛不通，气血壅"，就是说痛是因为经络堵了，气血不能正常通行，营养送不过去，就会产生壅塞，有胀感。当然，通道堵了，身体里产生的垃圾也排不出去了，既撑胀，又有毒性刺激，就让人产生疼痛的感觉了。中医有一句经典的话："痛则不通，通则不痛"。这就像上班高峰期的地铁，人群疏通不利，造成拥挤，人们会挤成一堆，出现站立不稳、呼吸不畅等不适症状。在人体内部气血也一样，有阻塞就会产生不适，这种不适表现为痛。

问：那气血调和开了就会不痛了吧？

答：对的，采用各种办法把人体气血调和通畅了，就不痛了，也就是《医学三字经》中说的"通不痛，调和奉"。

7. 虫痛的调治

问：虫痛是怎么回事儿？

答：《医学三字经》中说"一虫痛，乌梅丸"，这是心胃疼的第一种情况，这种情况在以前卫生条件较差的时候较多，所以列在第一位了。现在已经少了很多。

虫痛是身体里有虫子导致的疼痛。虫主要指的就是寄生虫，如绦虫、蛔虫、蛲虫等。这些虫子在身体里是活动的，它们正常沿着人体的管道走的时候还没有明显的感觉，但是，它们有时候有自己的想法，想到哪儿去，如果被挡着，会钻、顶，甚至啃咬打出通道便于自由行动，这时自然就会让人感觉到明显的疼痛。一般人都是钻顶样的疼痛感，因为虫子在里面是钻、顶着前行的。患者的脸色常常一会儿红，一会儿青，一会儿白的，嘴唇和舌面上会出现白花样的小点点，腹部的疼痛也是一阵阵儿的。往往是吃东西以后，疼痛明显。因为人吃东西后，身体的养分增加，也是虫子们进餐的最好时机，它们的活动一增多，疼痛就明显加重。

问：虫痛是吃了不干净东西引起的吗？

答：有关系，但不绝对。因为吃同样的东西，有的人会得病，有的人不得病，关键在于是不是一身正气。中医学认为，这也与风有关。"风"字里面是带虫的，吃饭喘气过程中咽进去点带虫的"风"，身体里又没有足够的正气将这虫子给灭掉，那就出问题了。临床表现上，也有风的特点，就是疼痛是活动的，到处窜。风不一定全是从外面来的，有时候是内生的。当身体里有热也有寒的时候，存在温度差，形成明显的气流，也就是风，正常的风是促进身体健康的，而这些体内异常气流形成的"风"就会生出些不正常的"虫子"，损害身体健康。患者面色一会儿白，一会儿红的，也在告诉大家，身体里面是有地方冷、有地方热。

问：乌梅丸是什么意思呢？

答：如果有虫痛，可以用乌梅丸治疗。乌梅丸现有成药，方中乌梅味酸，收敛，能让虫不动，作为君药；用川椒、细辛的辛味能杀虫，为臣药；用干姜、桂枝、附子温热来胜寒气，作为佐药；用黄连、黄柏的苦向下清泄；用人参、当归的甘味，补缓中焦，这四味药一起作为使药。

再从寒热温差方面分析，乌梅丸可以治疗寒热错杂的疾病。从药性上讲，既有寒性的黄连、黄柏，也有热性的细辛、桂枝、干姜、花椒、附子，可谓寒热并用。寒热调和均匀后，自然就没有"虫子"闹腾了。

8. 注痛的调治

问：那什么是注痛？

答：《医学三字经》中说"二注痛，苏和研"。第二种常见的心腹疼痛叫注痛，要把苏合香丸研成末服用。这里的"注"是带水的，由像水一样的邪气注入人体而引起的。

问：是什么注到身体里面呢？听起来还挺瘆人？

答：哈哈，是和瘆人有点关系。通常是一些阳光照射较少，甚至阳光照射不到的地方，也长期没有人活动，如深山老林、古庙，有的人是体质虚，一些阴气太重的污秽的气注入体内，影响人的气血正常运行和分布，有的人可能还看到一些奇异的东西，受到惊吓，出现注痛。患者表现出来的症状是疼痛突然发生，甚至昏过去，脉象一会儿强，一会儿弱；或者是两只手的脉就像两个人的一样，一边脉强，一边脉弱。

这时候就用苏合香丸，方中有苏合香、安息香、麝香、冰片、白檀香、沉香、丁香、香附、青木香、乳香、水牛角、荜茇、白术、诃子、朱砂等药物。其中，苏合香、安息香善于透窍逐秽化浊，开闭醒神；麝香、冰片能开窍通闭，辟秽化浊，善于通窍，四味药一起作为君药。香附、丁香、青木香、沉香、白檀香有辛香行气，能调畅气血，温通降逆，宣窍开郁；乳香能行气活血，使气血运行通畅，疼痛可止，这些一起作为臣药。荜茇温中散寒，能增强所有香药止痛行气开郁的功效；心为君火之脏，不能耐受辛热之气，配水牛角清心解毒，防止热性药上扰神明，药性虽凉，但气清香透发，寒而不遏；朱砂能镇心安神；白术可以健脾和中，燥湿化浊；诃子能温涩敛气，防止辛香走窜的药耗散太过，一起为佐药。这些药合在一起，既可以芳香开窍、行气止痛，又能防止香散耗气伤正。这时候用最合适。如果我们要进入深山老林或者古庙，参照该理论，需要佩戴个芳香辟秽的香囊，可以防止出现注痛。这也是有些援外的中医专家，在卫生条件比较差的环境下，随身佩带点沉香或燃烧点沉香的原因。

问：南方端午节后流行佩戴香囊也是这个原因吧？

答：对的。南方端午节后流行佩戴香囊，也与此有关。南方湿热，端午节阳气充盛，那些在洞穴泥土之中的各种毒虫和微生物都进入活跃期，会产生大量有害气体。香囊中大多是艾草、白芷、川芎这些具有芳香气味的中药，能除秽提神，防蚊虫叮咬。

问：那现在流行的新冠病毒，也可以用香囊吗？

答：可以呀。南京中医药大学有个传统，经常在出现疫情时做香囊送给灾区。当然，现在许多中医医生都会用些特定配方做成香囊，自己用或者出售。这些香囊装在衣兜里，挂在腰带上，或者放在车里、家里、办公室里，都有一定的预防作用。

9. 气痛的调治

问：那什么是气痛？

答：《医学三字经》中说"三气痛，香苏专"。心胃疼的第三种是气痛，这时要服用香苏饮。这里的气指的是身体内部的气。人体的气，分为先天之气、后天之气和自然之气。这三种气在人体里不停地运行，维持着各种生命活动。如果气在身体内运行不通畅，疼痛就产生了。

问：什么情况下气会运行不畅呢？

答：这涉及气的运动形式。气的运动形式叫气机，有四种表现形式：升、降、出、入。中医学中讲肝主疏泄，指肝具有疏通、畅达全身气机，进而调畅精血津液的运行疏布、脾胃之气的升降、胆汁的分泌排泄。而肝主疏泄的中心环节是调畅气的运动形式，即调畅气机，当肝疏泄失常就会引起气机不畅。肝的疏泄失常分为两种情况：疏泄不及和疏泄太过。当人情绪不佳，闷闷不乐，生闷气的时候，就会肝气郁结，疏泄不及；当人急躁易怒的时候，就会肝气上逆，疏泄太过。这种太过，也可能会导致后面说的另一种"热痛"。

问：那么，气痛主要是受情绪影响了呗？

答：是的，很大程度上是受情绪影响的。情绪失常，导致肝疏泄失常，身体里的气就不能正常运行，有堵的地方，气就要往不堵的方向走。气走不过去的地方，血也无法通过，就产生疼痛感了。因为气是无形的，到处找空隙走动，所以这种痛是一会儿这个地方痛，一会儿那个地方痛，没有固定的位置。有的人会呃逆、叹气。那些气如果在胃肠道里到处乱走，就会听见腹部肠道咕噜咕噜的响声，这些都是气不顺的表现。

问：为什么用香苏饮呢？

答：香苏饮里有紫苏叶 12g、陈皮 6g、香附 12g、炙甘草 3g，用葱姜水煎。这里葱、姜可以发汗，使气能上升、外出。香附味辛、微苦、微甘，性平，归肝、脾、三焦经，可以理气；紫苏味辛，性温，归肺、大肠经，能降气；陈皮苦、辛，温，归肺、脾经，能行气和中；甘草甘，平，归心、肺、脾、胃经，能益气补中。四味药合到一起，使气的升降出入正常，还补充中气，使身体不因气滞而损伤，气痛就痊愈了。

问：还有其他方法缓解气痛吗？

答：气痛的病因多是肝的疏泄失常，可以通过按摩肝经疏解气痛，如按压太冲穴，也可以再配合合谷穴来调整气机。太冲和合谷的组合在针灸中叫"开四关"，对于缓解气痛有很大的作用。平常也可以跑跑步，运动一下，到室外走走，让气机顺了，也就不痛了。临床见过这样一位患者，她每次生气腹痛就到户外狂走，一直走到气顺了，人就舒服了。

10. 瘀血疼痛的调治

问：这真是个好办法。难怪有很多人喜欢运动。看来生命在于运动还有更深层的含义呀。接着说一下什么是血痛呗？

答：《医学三字经》中说"四血痛，失笑先"，说的是第四种心胃疼是瘀血导致的疼痛，首先选用失笑散治疗。

问：血痛是指失血过多吗？

答：不是的。血痛，指的是瘀血疼痛。上面我们有讲气机不畅会导致血流过慢，进而瘀堵，形成血块，引发疼痛。平常如果受寒，或者生闷气都能使血液流动不起来，结成血块，堵在身体里面，"不通则痛"。血堵在那里不会到处跑，这种疼痛位置是固定的，就不是窜痛了，而是刺痛，就像是针扎的一样。有时会在皮肤表面看到瘀斑、瘀点，还会在腹部看到或摸到一块一块的疙瘩，排出来的大便经常发黑，或者是暗红色。

问：那治疗的方药为什么叫失笑散呢？

答：瘀血疼痛患者的表情往往很痛苦。失笑散里有甘，温，归肝经的五灵脂能活血化瘀止痛；还有甘平，归肝、心包经的蒲黄也能活血化瘀，并且两味药都能止血。这样，活血化瘀止痛，还不会导致出血。用过药后，患者很快疼痛消失了，往往会释然一笑，因而得名"失笑散"。如果瘀血太重，大便都排不出来了，这时候就需要用桃核承气汤之类的。这类方子排大便的力量比较猛烈，用不好会伤人的正气，因此，用这类方子一定要遵医嘱。

问：怎么预防血痛呢？

答：预防就要让气血不受阻碍才行。平时少吃寒性及生冷食物，防止寒凉伤阳气，导致气血运行不畅；保持情绪愉快，防止气机阻滞；适当运动，增强气血运行的力量；多晒晒太阳，补补阳气。如果没忍住吃凉的了，那就再吃点微辣、芳香的食物中和一下，如陈皮姜茶、胡椒粉、姜汁红糖等。平常凉着了，还可以做一做艾灸，既能祛除寒气，还能补益阳气。

问：这和气痛的预防有很大的相似之处啊？

答：是呀。气与血都是源于脾胃所化水谷精微和肾中精气，互根互用。气属于阳，有无形而主动，具有温煦、推动、固摄的作用；血属于阴，有形而主静，具有滋润、濡养的作用。两者之间互相依存，有气为血之帅，血为气之母的说法。就是说气能生血，能推动血液在脉管中运行，也能统摄血液在脉管中运行，防止溢出脉外。血能养气，血液还是气的载体，气存在于血中，依附于血液的运行，同时气血能够相互化生。是不是很有意思，中医的奇妙无处不在！

11. 悸痛的调治

问：是呀，那什么是悸痛呢？

答：悸痛是一种虚性疼痛，主要是因为气血不足。这种情况下，是有时痛，有时不痛，隐隐约约的。关键是痛得有点心慌慌的感觉，持续时间长，喜欢用手捂着疼痛的地方，脉搏没劲。多数是体质从小就虚，饮食不合理，或者劳累过度，或过度安逸，或者是情志所伤导致的。《医学三字经》中说"五悸痛，妙香诠"，心胃疼的第五种是悸痛，服用妙香散治疗。

问：妙香散的作用是什么呢？

答：妙香散有人参15g、姜炙山药30g、茯苓30g、黄芪30g、炙甘草15g、炒远志30g、煨木香75g、桔梗15g、茯神30g、麝香3g、朱砂9g，研末，每次6g，用温酒调一下服用。方中人参大补心脾之元气；辅以黄芪、山药、茯苓、甘草增强补气作用；木香疏畅气机，桔梗宣肺疏气，防止补气而导致气多壅滞；麝香能开心窍，远志、茯神、朱砂能宁心安神。这些药合起来，可以益气宁心，安神镇惊。

问：生活中我们如何预防呢？

答：平常还可以多吃点补养的食品，像牛肉、羊肉、鸡肉、鹿肉、大枣，配点陈皮理气化痰，防止补大了堵。我们也可以用艾灸、晒太阳、睡子午觉等方法，让身体更快地恢复。现在养生的人都知道睡子午觉了。子就是子时，也就是23:00—01:00，就是半夜。

12. 子午觉的重要性

问：为什么子午觉这么重要？

答：子时是胆经主时，在五脏六腑的功能体系中，胆起到最关键的作用，故胆经主时要充分休息，让胆经气血不受扰动，正常运行，才能更快地修复身体的损伤。午就是午时了，也就是中午（11:00—13:00），这时是心经主时，心是君主之官，这时睡觉，心脏得到了休息，其他脏腑才可能得到正常的血供，发挥正常的功能。

问：我听说临床上心脏功能还分等级，如何区分的呢?

答：临床上心功能不全分4级。

1级的患者体力活动不受限，能够进行一般的日常生活，这里的日常活动指步行1.5～2km或上三楼或上坡等活动量，不会感到胸闷、心慌、喘不上气来、全身没力气等不适。

2级的患者体力活动轻度受限，休息时没有症状，一般能生活自理，但稍微增加点活动就会不舒服，如连爬两层的楼梯会胸闷、心慌、喘不上气来。

3级的患者体力活动明显受限，休息时无症状，轻度日常的活动就会出现明显的胸闷、心慌、喘不上气来、全身没力气、胸口疼痛等症状，休息较长时间后症状才能缓解。

4级的患者不能从事任何体力活动，休息的时候也会出现胸闷、心慌、喘不上气来、胸口疼痛等症状，稍微活动后症状明显加重，也就是在休息、吃饭、说话、穿衣时都会出现这些症状。

心功能不全1级是最轻的，活动和休息的原则是可以不限制活动，但应增加午休时间。也就是说，午休是保护心功能的第一道屏障。

13. 食痛的调治

问：我说呢，小时候都要求午休，哪怕趴在桌子上也要休息一下。原来是未成年人心智还未发育完善，要保护心脏的呀。我们还各种想办法不午休，太不应该了。悸痛明白了。那什么是食痛，是指吃撑了吗？

答：是的，就是老话说的"吃饱了撑的"。这时候的腹痛常常伴有呃逆、吐酸水的症状，用手摸都能摸到胀大的胃。

问：这怎么治？

答：《医学三字经》中说"六食痛，平胃散"，是说心胃疼的第六种是食痛，可以使用平胃散来治疗。

问：我家里常备健胃消食片。平胃散是什么呢？

答：平胃散的组成有苍术9g、姜厚朴6g、陈皮9g、炙甘草3g，特别精炼。方中苍术燥湿健脾为君药，姜厚朴除湿散满为臣药，陈皮理气化痰为佐药，甘草、姜、枣调和脾胃为使药。所有的脾胃病，只要属于所谓的脾胃湿滞，表现出腹胀，口中没味儿，不爱吃饭，一看舌苔发白，还厚腻，都可用它来治疗，古人称其是"治脾圣药"。后世有很多健胃的方子，都是从其扩展演变来的。您用健胃消食片也可以，平时如果感到吃多了，有点腹胀，但还没到明显痛的地步时用，也可以用山楂、炒麦芽等消食；用保和丸、大山楂丸也行，实在不行就吐出来，也能缓解。

问：必须是炒麦芽吗？生麦芽不可以吗？

答：生麦芽的消食效果没有炒麦芽的好。尽量选择炒麦芽。

问：好的，明白了。那什么又是饮痛呢？

答：这里的饮痛，您可以理解成水太多了，留在身体里，一时不能全部利用，堵在那里，导致的疼痛。这种疼痛的患者会吐水，他会告诉您，嘴里时不时会一口水漾出来，或者肚子里有明显的咕噜咕噜的声音，那是肚子里有水，气流穿过水发出的声音。

14. 喝水的学问

问：那我们是不是就不能喝水太多了？每天应该喝多少呢？

答：这不能一概而论。一个人的每天饮水量，应该根据气候、温度、身体状况来决定。我们认为口渴就喝，不渴就不喝。秋冬季节汗出的少，人大多就不太想喝水，那就少喝点水。很多人到了秋冬，活动量也少，每天只靠喝粥就够了。春夏尤其是盛夏要多喝水，这时因为天气炎热，或者活动量增加，人体出汗量增加，需要多补充一些水分，往往很正常，需要在里面加少量的盐。一天当中，早晨起来可以喝几口温水，激活体内的能量。晚上少喝水，可以减少夜间上厕所的次数，同时在睡觉时脾胃运化也处于休眠状态，运化不了太多的水。不必一味追求水的量，微渴时，喝些温水即可。不要一味地追求"每天八杯水"，如果身体不需要，反而会增加脾胃的负担，当负担过重，就会出现脾虚，无法将身体里的水正常地运送到全身需要的地方，水就停聚在一个地方，可能出现饮痛。

问：夏天的时候喝冰水最过瘾了，也特别舒服，就是喝完以后有时候会拉肚子，这是什么原因呢？

答：夏天的时候喝冰水是解一时的口渴，但对身体的损害却是很大的，可以说这是"伤敌一千，自损八百"。冰水和人体的温度存在较大温差，需要脾阳来进行温煦，时间一久，脾阳功能降低。脾胃受损，湿邪和寒邪就停留到胃肠道里了，就会出现急性泄泻，也就是我们常说的拉肚子。另外，夏天很多男性会喝冰啤酒，温度过低，身体功能便会调动脾阳和体内的脂肪来将这个"冰"的温度升上来，保护内脏，就出现了"啤酒肚"。女孩子们吃冷饮过多，也会出现"游泳圈"的，都是一样的道理。

15. 饮痛的调治

问：出现饮痛该怎么治疗呢？

答：《医学三字经》中说"七饮痛，二陈咽"，是指饮痛可以服用二陈汤来治疗。二陈汤由半夏 15g、橘红 15g、茯苓 9g、炙甘草 4.5g、生姜 7 片、乌梅 1 个组成。其中半夏辛温性燥，能燥湿化痰，降逆止呕，为君药；橘红理气化痰，芳香醒脾，使气顺痰消，为臣药；君臣相配，等量合用，相辅相成，增强了燥湿化痰的力量，体现了治痰先理气，气顺则痰消的意思；茯苓甘淡，健脾渗湿，使湿祛痰消，为佐药；甘草化痰和中，调和诸药，为使药。煎的时候加生姜能降逆止呕，又能制半夏的毒性；乌梅收敛肺气，使散中有收。该方标本兼顾，能燥湿化痰，理气和中，是祛痰的通用方。再严重的饮痛，表现出水肿或胸水、腹水，这时二陈汤的力量不足，就要用十枣汤之类的猛药了，赶紧找个好的中医医生看看是关键。

问：生活中该怎么保养脾胃呢？

答：生活中要保养脾胃，运动是关键。脾主四肢肌肉，运动使四肢肌肉都活动开，变得相对强壮，脾胃的功能也就会强些。大家都知道，运动后会觉得饿，感觉吃什么都很香，这就是脾胃功能增强的一个表现。另外，可以多吃点姜。有湿气的话要吃点能行气祛湿的食物，如冬瓜、陈皮、薏苡仁等。心思别太重，适当晒太阳，都能帮助脾胃功能恢复。

16. 冷痛要暖

问：冷痛是冻着了吗？

答：您说得有点意思。冷痛是寒冷性质的疼痛，通常会感觉身体发冷，喜欢暖和的地方，嘴里不觉得渴，经常一天不喝水也没事儿。这种痛，大多是喜欢吃生冷，也不愿多穿衣服，时间长了，过度消耗了脾胃的阳气，阳气不足，就消化不了生冷的东西，一吃凉的，冷气就把血管给冻得收缩起来了，也就堵了，疼痛就出现了。再吃也就不敢吃了，和上文讲的喝冰啤酒、吃冷饮一样。

问：我以前吃冷饮，也没有不舒服，大家都是这么吃的。为什么我现在就开始不舒服了呢？

答：曾经我们年轻时阳气很足，一开始吃没感觉不舒服。但是当我们长时间吃，损耗的阳气越来越多了，脾胃阳气不足以化掉这些寒凉的东西，就会出现不舒服的症状。而大街上看到很多人吃冷饮，一是他们身体阳气较足，二是脾胃功能较强。但是，喝冷饮这件事并不值得提倡，也不必"攀比"。那些不敢吃冷饮的是您看不见而已。

问：欧洲人都没有热水，喝的基本都是冰镇的，为什么他们没有事？

答：欧洲人吃的基本都是烤牛排，烤面包，调料是胡椒粉。烤，这种烹调方式本身就带温热的性质。牛排是温性食材，胡椒粉是热性食材。天天这么吃，也需要点冰镇的来凉一下才能中和呀。我们中国人大多数吃的是五谷杂粮和蔬菜，肉类也是猪肉多。另外，我们和欧洲人人种不同，体质也不同。中国人，一日三餐，粗茶淡饭，做熟了，趁温热吃，是正常的饮食习惯，也是最适合的。

问：哦，这下又明白了一个道理，适合的才是最好的。那如果出现冷痛了，怎么治疗呢？

答：《医学三字经》中说"八冷痛，理中全"，告诉您，可以服用理中汤来治疗。理中汤由人参、白术、炙甘草、干姜各9g组成。其中，干姜温运中焦，祛散寒邪，恢复脾阳，为君药；人参补气健脾，振奋脾胃功能，为臣药；白术健脾燥湿，为佐药；炙甘草调和诸药而兼补脾和中，为使药。四味药一起合用，有温中散寒，健脾益气的作用。如果冷痛较重，还可以用附子理中汤。

问：感觉理中汤的作用与艾灸类似，可不可以做艾灸？

答：可以呀。灸中脘穴就可以，一次灸半小时以上，灸到整个胃口都感觉热了就行。注意，平常天冷就要多穿衣服，护住关键部位。少穿衣服的那种"美丽"真的会"冻人"的！特别提醒爱美的女孩子，裤子或袜子长点儿，把脚脖儿护起来，脚踝处有太溪穴，太溪上面三寸有三阴交穴，太溪是肾经的原穴，三阴交是肝经、脾经、肾经的交会穴，护好这两个穴位身体就不会那么容易得病了。

爱美不怕，我感觉冬天女孩子穿靴子也非常漂亮。其他的，上衣长点儿，把肚脐和腰盖起来，肚脐在中医学的名称是"神阙"，肚脐在腰部对应的穴位叫"命门"，仅仅从名称上就能感受到它们的重要性，所以要把它们护好；低胸装和露背装在天热时再穿吧；少吃点儿冷饮，体谅一下脾胃；多活动活动，晒晒太阳借助天的阳气，来激发自身的阳气，天人合一。小细节，决定大健康。

17. 热痛要凉

问：好吧，明白了。最后一种热痛是怎么回事儿？

答：这里的热痛，是指内伤由于心情郁闷，性格急躁，憋出了"火"，出现火辣辣的疼痛。一般出现在胸部，连带两侧疼痛，就像火烧一样。患者脾气比较急，动不动就发火，嘴里发苦，喜欢吃点儿凉东西，舌头发红，舌苔黄，脉绷紧像琴弦一样。热痛主要与心肝火旺有关，与我们讲的气痛相似，可以说是气痛的升级版。《医学三字经》中说"九热痛，金铃痊"，这时用金铃子散治疗。

问： 金铃子散是什么药物组成的？

答： 金铃子散是金铃子和延胡索等比例研成细末，用酒调服下。金铃子也就是川楝子，苦寒，有小毒，归肝、小肠、膀胱经，能疏导肝气、泄肝火；延胡索辛、苦，温，归心、肝、脾经，能活血、行气、止痛。这两味药一泄气分热，一化血分瘀，一起清肝火，调和气血，自然就不痛了。

问： 平常怎么预防热痛呢？

答： 预防关键在于调整生活方式，保持情绪平和。不动怒、不熬夜、适当补水，清淡饮食，适当运动，做自己能做的事情，不强求。

不熬夜，不费眼，减少对肝血的消耗。子时（23:00—1:00）是胆经主时，在23:00前入睡，胆经气血不受扰动，能正常运行，更快地修复身体的损伤。如果熬夜，胆经气血不得安宁，所有脏腑功能均得不到正常修复。另外，丑时，也就是半夜1:00—3:00，是肝经主时，肝主藏血，开窍于目，长时间看东西会伤血，或熬夜用眼，"久视伤血"，伤的就是肝血，肝血伤了，敛不住肝阳，就会出现上火的情况；适当补水能保证体内液体的供应，使所有脏腑不会因为水液不足而失养，出现虚火；清淡饮食，减少牛羊肉等辛辣食物的摄入，身体里就不会产生过多的热性垃圾。适当运动，促进气血运行，有利于身体代谢。做自己能做的事情，不强求，就不会因为做不了而心急了，也就不上火了。

饮食上，可以多吃点猪肝，以形养形，提高心肝功能；喝点儿菊花茶，清清肝火；吃点儿萝卜、佛手、芹菜，散散气；吃点儿荸荠、梨、柚子等清热养阴的水果，有助于平肝火、降心火。

18. 腹痛的参考

问：心胃疼明白了，那腹痛也可以按照这九种分类来进行调治吗？

答：《医学三字经》中说"腹中痛，照诸篇"，就是说，腹痛可以参考上面的方法进行调治。不单是腹痛，其他所有疼痛性疾病，也都可以参考上面的这些内容进行调治。《医学三字经》中说"金匮法，可回天"，也是告诉大家,《金匮要略》中关于腹痛的治疗是最好的，值得大家好好学习。

问：金匮是什么意思？

答："金匮"是存放重要书籍的柜子，存放古代帝王圣训和实录的地方，也就是说，这本书内容非常珍贵。《金匮要略》是我国东汉著名医学家张仲景所著的《伤寒杂病论》的杂病部分，也是我国现存最早的一部论述杂病诊治的专书，原名《金匮要略方论》。全书分上、中、下三卷，共25篇，载疾病60余种，收方剂262首。所载病症以内科杂病为主，兼及外科、妇科疾病及急救猝死、饮食禁忌等内容。临床情况很复杂，要精确把握病症的治疗，其他的经典也要参考，故《医学三字经》中说"诸方论，要拳拳"。其中，最值得关注的有四大经典。中医四大经典指的是中医发展史上起到重要作用，具有里程碑意义的四部经典巨著，对古代乃至现代中医都有着巨大的指导作用与研究价值。关于四大经典的具体组成存在争议，学术界一般将《黄帝内经》《难经》《伤寒杂病论》《神农本草经》看作中医四大经典。

19. 心绞痛与心肌梗死的区别

问：胸痹是什么病啊？

答：胸是说的病位，痹是指发病机制，就是痞塞不通。表现出来的症状是胸部闷痛，甚至前胸后背都痛，痛得都躺不下。

问：这怎么像心肌梗死？

答：可以与它相对应治疗。轻症像心绞痛。

问：心绞痛与心肌梗死怎么鉴别？

答：两个病都是心脏的血供不足引起的，疼痛部位一样，只是缺血的严重程度不一样，心绞痛是暂时性缺血，血管原来有点堵，临时收缩一下，就明显缺血了，一会儿还能缓解；心肌梗死是长时间的缺血，应是血管里本就有斑块堵着，且斑块还不稳定，一下破了，形成栓子，把血管完全堵上了，不能自行缓解。

心绞痛有三个特点：①发病部位在心前区，也就是心窝附近有压迫、紧缩样绞痛，持续时间短，不超过15分钟；②经常因为劳累、情绪激动、受寒，或者吃得过饱诱发，休息后，绞痛会逐渐缓解；③舌下含服硝酸甘油片后，绞痛能迅速缓解。

而急性心肌梗死有四个特点：①心前区心绞痛剧烈，患者有要死的感觉，并且烦躁不安；②心绞痛持续时间长，超过15分钟，有的可达半小时或更长；③休息也不能使心绞痛减轻；④舌下含服硝酸甘油片后，心绞痛也不能缓解。

20. 胸痹的原因

问：知道了。两个病都可以参考胸痹治疗。那胸痹是什么原因导致的呢？

答：《医学三字经》中说"又胸痹，非偶然"，告诉大家，胸痹的发生，不是偶然的。病因主要有四个方面：一是有寒气；二是饮食不合理；三是心情不好；四是过度劳累。

当人体阳气不足的时候，就挡不住寒气，寒气容易入侵，热胀冷缩的原理大家都知道，寒气入侵了，就会使血管收缩，血液瘀滞，心脏的血管堵上，就会出现这种疼痛了。

平常饮食过于油腻，或过甜、过咸，会加重脾胃的负担；吃得过饱了，也会导致脾胃过度劳累。这样就会损伤脾胃功能，使脾胃功能下降，脾胃不能正常运化，身体里的痰湿加重，痰湿堵在心血管里面，继而导致胸痛。平常说的血脂高，血液发黏，冠心病导致胸痛，就是这种情况。

心情不好也一样，情志不遂会导致胸痹的，想要的得不到，想做的做不到，心情就不好。情绪不畅，气机就不能正常运行，气行不畅，血自然也就流不动了，就会出现血瘀，造成胸痹；气不正常运行，身体里的水也就不能正常分布了，停留在哪儿，哪儿就形成水湿，水湿日久成痰饮，一样会把血管堵了，也会发生胸痹。

过度劳累是胸痹的最主要原因。年纪大了，身体各个部位用的时间长了，算是一种过度消耗；还有，年纪不大，工作压力却很大，心思过重，会过度消耗心血，导致气血不足。气血不足自然也就不能正常营养心脏了，心脏是主管血液的全身运行的，心脏得不到正常的营养，也就不能正常推动血液运行，血流就容易出现堵塞，严重的直接没有血液供应，导致胸痹的发生。过劳死大多跟此有关。过度劳累也会导致阳气不足，给了寒气入侵可乘之机，也加速了本病的发生。

21. 胸痹的防治

问：胸痹怎么治呢？

答：《医学三字经》中说"薤白酒，妙转旋"，用瓜蒌薤白白酒汤类方，适当选择，可以治疗这个病。

瓜蒌薤白白酒汤用瓜蒌1枚，现在没有全瓜蒌，可以用瓜蒌皮12g，瓜蒌仁12g，薤白12g，白酒1400ml，一起煮，煮出400ml左右，每次200ml，每天2次。

方中瓜蒌甘润，能补肺降气，还能让痰湿下行，可以改善喘不上气来的问题。薤白，也叫小根蒜、山蒜、苦蒜、小么蒜、大脑瓜儿、野蒜等，味辛、苦，性温，辛能散，苦能降，温能通，可以散寒气，通心阳。很多人吃了它会放屁，腹内的寒气一排出去，胸腔里面就松了。大家有机会可以用薤白煎点鸡蛋吃，对那些怕冷，不爱吃东西，吃了就肚子胀，时不时心慌，胸闷，大便不成形，手脚发凉的心阳不振的人很有好处。白酒一定要粮食酿出来的，不能是勾兑的，其甘辛大热，能入十二经，通行血脉，可以助瓜蒌快速化痰湿，帮助阳气快速进入心血管。不喝酒的人如果感觉胸口不舒服，又不敢喝酒，可以吃点儿酒酿，也就是醪糟。胸闷痛的时候，要根据症状，加减调整药物使用。

问：所有的胸痹都以这个方子加减治疗就行了吗？

答：大部分是的。另外，有一种虚寒引起的胸痹，要用大建中汤，《医学三字经》中说"虚寒者，建中填"就是指这种情况。这种情况一般表现以腹部上面，老百姓说的心窝那一片，发凉还痛，还总要吐，不能吃东西；寒气向上冲的时候，还会出现腹部鼓起来，痛得都不能碰，这时要用大建中汤。

问：大建中汤有什么作用呢？

答：大建中汤由蜀椒9g，人参9g，干姜9g，饴糖30g组成。胸痹是寒邪阻塞在上焦和中焦，故方中用蜀椒温脾胃，助火散寒止痛；以辛热的干姜温中散寒，帮助蜀椒散寒；饴糖能温补中焦，缓急止痛，帮助蜀椒止痛；人参能补脾益气，配合饴糖可以使中焦的功能恢复。

问：建中汤还有别的方子，为什么不用呢?

答：以建中汤为名的方子还有小建中汤、当归建中汤、黄芪建中汤，都以调护脾胃为主。这里的建有树立的意思，《说文解字》中解释是"建，立朝律也"。在东汉时期，"建"和"立"两个字可以互相解释。"立朝律"的原本意思可能是源于尚未制定朝律的远古社会的"立民居支架"，木支架是一座民居的支撑框架；而朝律则是一个王朝的支撑框架。脾胃位于身体的中间，用"建中"表示支撑起中焦的意思。临床上围绕调理中焦虚弱用的。

问：小建中汤有什么不同呢?

答：小建中汤由桂枝 9g，白芍 18g，生姜 9g，大枣 6 枚，炙甘草 6g，饴糖 30g 组成，作用是温中补虚，缓急止痛，也能治疗中焦虚寒，但偏向于肝脾不和的问题。对比而言，大建中汤对于阴寒内盛，上腹部疼痛明显的情况效果更好。

问：黄芪建中汤有什么不同呢?

答：黄芪建中汤是在小建中的基础上加了补气的黄芪，作用上更偏向于补气"虚"，也就是表现出自汗、全身乏力、少气懒言、不爱吃饭等症状时用更合适。

问：当归建中汤有什么作用呢?

答：当归建中汤在小建中汤的基础上用当归代替了饴糖，如果身体虚弱明显，也可用小建中汤原方加上当归。本方用补血的当归，功效偏于气血双补，作用上更偏向于补血活血。临床多用于产后虚弱，身体消瘦，上腹部隐隐疼痛或小腹部发急抽着痛等情况。

问：有这么多讲究呀。还是最好别生病！有什么方法可以预防中焦虚寒吗？

答：中焦虚寒所致的疼痛，生活中关键是要注意保暖，不伤脾胃的阳气。也就是，最好不吃生冷的东西。一时忍不住，吃凉的伤着了，马上喝点姜汤，把它暖回来就行。还有个很好的方法可以避免进一步加重，就是灸中脘穴，可以温暖脾胃。曾经有一位明显的脾胃虚寒的患者，多年不敢吃凉东西，就是给她拿根艾条灸中脘，距离 2cm 左右，让她感觉热乎乎的，每天 1 次，每次 30 分钟，灸了一周，就一口气吃了两个苹果、三片萝卜。

日常生活调节好，疾病自然就会少。如果稍有不慎引起损伤，及时调理就很重要了。愿大家都健康。

小 儿

小儿病　多伤寒
稚阳体　邪易干
凡发热　太阳观
热未已　变多端
太阳外　仔细看
遵法治　危而安
若吐泻　求太阴
吐泻甚　变风淫
慢脾说　即此寻
阴阳证　二太擒
千古秘　理蕴深
即痘疹　此传心
惟同志　度金针

问：小孩子最常见的是什么病呢？

答：《医学三字经》中说"小儿病，多伤寒"就是告诉大家，小孩子最主要是被外来的寒气所伤。这主要与孩子的特殊体质有关。

1. 小儿免疫的西医认识

问：小二的特殊体质，是不是与西医所说的免疫力有关？

答：对的，人体的免疫系统包括特异性免疫和非特异性免疫。B 细胞介导体液免疫，T 细胞介导细胞免疫，吞噬系统和补体系统属于非特异性免疫，它们在人体内的发育程度不同。总的来说，免疫系统在 10—12 岁后基本能达到成人水平，也就是说，小孩子的免疫力没有发育完善。随着西医的认识越来越进步，儿童适当接触不清洁的物品，提高机体免疫力的认识会越来越高。如果没有适当的接触，细胞免疫功能就不会完善，这像一个小孩子要学会走路，必须得摔倒几次才行一样。免疫力也是需要适当锻炼的。

2. 中西医看伤寒

问：西医学伤寒和这个伤寒是一回事儿吗？

答：不是的。中医学的伤寒与现代医学的伤寒有本质的不同。中医伤寒是真的伤于寒导致的疾病。这不难理解的，中医学就是为大家的健康服务的，用的语言也是让大家一听就能懂的，预防伤寒关键在于防寒、去寒。西医学的伤寒是由伤寒杆菌引起的一类急性肠道传染病，常表现为持续高热、恶心、呕吐、腹痛、腹泻、表情淡漠、肝脾肿大，胸腹部皮肤表面往往有直径 2～3mm 鲜红色的圆形斑疹，压之褪色，松开时又出现。患者还会出现脉搏的加快与体温升高的程度不呈比例，体温每增高 1℃，每分钟脉搏增加少于 15 次。对于曾接受过预防接种的患者，预后较好，但老年人、婴幼儿患者预后较差。

问：那中医学伤寒又具体指什么病呢？

答：中医学"伤寒"泛指所有外感病。中西医思维角度不同，临床医学没有单独相对应的疾病，现在感冒、肺炎、流感的某些中医证型也可以包括在中医学的"伤寒"里面。最有名的《伤寒论》就是论治伤于寒的各种情况的，其中最复杂的就是各种传变。

3. 疾病传变的理解

问：什么是传变？

答：传变是指脏腑组织病变的转移变化。人体是一个有机的整体，其上下表里，脏腑组织之间由经络运行着气血相互沟通，某一部位或某一脏腑的病变，可以向其他部位或其他脏腑传变，引起疾病的发展变化。这种疾病传变的理论，不仅关系到临床辨证论治，而且对疾病的早期治疗，控制疾病的发展，推测疾病的预后等，都有重要的指导意义。

问：我们举个例子吧！

答：好的，就说"普通感冒"，又称"伤风"，西医称急性鼻炎或上呼吸道感染，常出现怕冷发热，鼻流清涕，嗓子痛，全身疼痛等临床症状。在中医学理论中它就是伤寒的一种，而且感冒最好在七天之内治好，如果七天内没治好，就开始由表皮转入脏腑，脏腑就会受损伤。感冒是寒邪由皮肤、口鼻入侵的，肺主皮毛，开窍于鼻，邪气入里，首先伤肺，而且如果没有及时调理会是永久性伤害，感冒症状消失后，会咳嗽几天，其实就是伤肺了，需要消耗肺的元气将这些邪气消灭掉。虽然感冒好了，但是肺的元气也受损了，肺的元气受损后，说话的声音也会变低，嗓音还会有点粗；伤得重了，就会表现出明显的肺病来，如哮喘，甚至由于肺藏魄，肺脏受损，整个人魄力也会减少。

问：您说这魄让我想起"精、神、魂、魄、心、意、志、思、虑、智"这些精神活动相关的中医概念，具体怎么解释呢？

答：这在《黄帝内经》里有明确的解释，在介绍到生命的起源时有"天之在我者德也，地之在我者气也，德流气薄而生者也。故生之来谓之精，两精相搏谓之神，随神往来者谓之魂，并精而出入者谓之魄，所以任物者谓之心，心有所忆谓之意，意之所存谓之志，因志而存变谓之思，因思而远慕谓之虑，因虑而处物谓之智"。就是说，天赋予我们生化之机，地赋予我们长养之气，地的长养之气随天的生化之机而动，阴阳之气上下交感，才使万物化生而成形。基于阴阳两气相交而产生的生命的原始物质，叫精；阴阳两精相互结合而表现出来的生命活力，叫神；伴随着神气往来存在的精神活动，叫魂；依傍着精气的出入流动而产生的神气功能，叫魄；能够使人主动地去认识客观事物的是心；心里有所记忆并进一步形成欲念的过程，叫意；欲念已经存留并决心贯彻的过程，叫志；为了实现志向而反复考虑应该做些什么的过程，叫思；因思考而预见后果的过程，叫虑；因深谋远虑而有所抉择以巧妙地处理事务的过程，叫智。

4. 丢魂的医学解释

问：也就是说魂魄与精神有关。难怪说一个人精气神不足的时候会说"失魂落魄"，意、志、思、虑、智都与心密切相关，并且都表示一个过程，而不是一个点的状态。那小孩子有时候走到哪儿睡着了，老人会让叫着他的名字，说是怕魂丢了，是真的魂丢了吗？

答：您说的涉及精神层面的传统治疗方式，本人不太了解，但从医学角度来分析，还是与小孩子的体质有关。《黄帝内经》有"肝藏血，血舍魂……脾藏营，营舍意……心藏脉，脉舍神……肺藏气，气舍魄……肾藏精，精舍志……"的说法。也就是说，肝是藏血的器官，魂又是依附于血液的……脾是藏营气的器官，意又是依附于营气的……心是藏脉气的器官，神则依附于脉……肺是藏气的器官，魄是依附于气的……肾是藏精的器官，人的意志依附于精气。这丢魂的关键还在于心。心是使人主动地去认识客观事物的，是需要时间和阅历才能成熟的，我们说孩子的心智还不健全，就是说孩子需要经历很多事儿，才能成长。

如果心的功能还不健全，神就不能很好依附，随神往来的魂也就不定，其他意、志、思、虑、智也都不健全。所以大人才会经常问小孩子"长大想当什么呀？"孩子的回答有时候就很可爱，有想当妈妈的，有想当爸爸的，有想当厨师的，有想当军人的，有想当清洁工的，有想当保安的。这都是与孩子阅历少，心的功能还不健全有关。

问：那叫着孩子的名字怎么就能避免呢？

答：问您一个问题，您有没有过这样的情况，一直在家，突然有一天让您出差到外地，天很晚才到住的酒店，第二天一早醒来，睁开眼一看，这是在哪儿？

问：有的，好几次。印象深刻的是，小时候住到亲戚家，醒来发现这不是我家，一直大哭，到现在还经常被亲戚提起。这跟叫着孩子名字有什么关系呢？

答：这主要是一个心理感受的连续性。天很晚住到酒店，或者小时候住到亲戚家，都有个共同的问题是，不熟悉环境，睡觉醒来时，心里所有感知有个跳跃，不连续的问题，需要仔细想想，才能反应过来。我想，孩子要睡了，一直叫着孩子的名字，孩子睡得并不踏实，到家放到床上时，告诉孩子到家了，孩子基本上对整个过程都有点印象，所以，醒来后基本能正常反应。有的老人是没到家之前索性一直逗孩子，不让他睡，就是为了让孩子对整个过程都有印象，睡觉醒来不至于产生跳跃感，不用思考我这是在哪儿。

5. 稚阴稚阳体质

问：哦，明白了。那怎么总结小孩子的体质特点呢？

答：《医学三字经》中说"稚阳体，邪易干"，其中的稚阳体，是对小孩子体质的高度概括。小孩子是稚阳之体，容易被外邪伤害。

问：稚阳体是什么意思？

答：在这儿稚阳体是"稚阴稚阳"之体的一种简单说法。"稚"是指幼嫩还没成熟的意思，也有生机勃勃的意思；"阴"是指身体里的精、血、津液及脏腑、筋骨、脑髓、血脉、肌肤等有形的物质；"阳"是指身体外在表现的各种生理功能。"稚阴"是指精、血、津液等有形物质都还没充实完善；"稚阳"是指各脏腑的功能活动很活跃，还相对不足，处于不稳定状态。主要表现在长得很快，但生育能力还没有发育成熟，筋骨比较脆弱，脾胃功能还不健全，力气也不够大，皮肤娇嫩，胆小易惊等。

"稚阳体"是为了提示大家，小孩子就像刚长出的小树苗一样，生长趋势很强，但是受风吹雨打，易被折断。如果孩子吃穿活动安排不当，体外邪气就容易让孩子生病，并且孩子生病的时候，病情容易发生变化，治疗必须及时、准确，用药要平和。平常饮食要恰当，精神上要尽量平和，避免惊吓才能促进正常发育。

6."三分饥与寒"

问：前面说小孩子的免疫力需要锻炼，这儿又说孩子娇弱，得好好养，怎么养才行呀？

答：老话儿说的"若要小儿安，三分饥与寒"，这就是一个度的问题。

问：三分饥是什么意思？

答："三分饥"就是吃七分饱。其实，不光是小孩子，我们成年人最好也七八分饱。先说小孩子消化吸收功能发育还不健全，吃到七八分饱就可以，足够供应孩子生长发育的需要，还不会导致脾胃负担太重，而出现伤食。另外，饱餐之后运动容易引起阑尾炎，小孩子就表现出腹痛。孩子好动，七八分饱不妨碍做各种活动，能有效降低患阑尾炎的风险。

这里要提醒一下，很多人都不知道自己的孩子伤食了。现在告诉大家怎么判断伤食。孩子吃多了，腹胀，不愿活动，也不愿吃东西，伸舌头一看，那舌头上厚厚的一层苔，那就是伤食了。一旦吃多了，胃里面东西太多，人体就需要更多的血液和氧分来消化掉胃里的食物，然后排到小肠里。人体内的血液和氧分的含量根据一天的活动情况进行分配，在应激情况下会发生变化，如吃多了，人体会自觉地调动全身大部分血液和氧分迅速从各部位集合到脾胃，帮助消化，那分布到头脑和四肢上的就少了。许多长期脾胃不好的小孩都是吃多后直接坐在沙发上或者躺在床上，懒得动一下，就是要让全身的能量集中到脾胃去，帮助消化。中医学有一个有意思的词叫"饭醉"，就是说的这种情况，吃完饭就像喝醉了一样，全身无力，想睡觉。这是一种脾胃虚弱后的自我调整的结果。大家也可以看看自己有没有这种情况。

问：小孩子没做到"三分饥"会有什么问题？

答：问题很多，腹痛只是暂时的，长期下去都会影响到孩子的未来发展。大家都知道，小孩子是很难做到吃多了直接去休息的，一是小孩子天生的好动心理，但凡还有一丝气力，也不愿意放松或休息；二是有许多的客观因素影响孩子的休息，如上小学的小学生们中午吃完饭后一会儿就要上课了，上课可是需要大脑大量地供氧和供血的。这样一来就会有两个后果：一是孩子上课听讲注意力不集中，其实是他集中不起来，大部分的血液和氧分还在脾胃那儿帮忙；二是胃胀，消化不良。毕竟有意识的还要认真听课，大脑也会抢一部分血液和氧分，造成脾胃和大脑都不适的结局。长此以往，是不是就影响了孩子的未来发展？因此，懂点医学的老师和家长都知道，在重要的考试前，不让孩子吃得过饱，更不能吃过多的肉食，不太好消化和吸收，会影响大脑供氧和供血的，影响考试的发挥。

问：可有时候孩子吃得也不多呀，怎么就舌苔厚，说是伤食了呢？

答：这可能是孩子吃得不合理。饮食不节制，除了吃得过多，还包括进食次数过多、饮食口味过重等。现在物质条件比较优越，孩子经常会遇到好吃的多吃，吃到胃胀，遇到自己不喜欢的食物就不吃，宁愿饿肚子；各种零食中的添加剂过多，导致孩子的胃内承担着无法消化的有毒物质；还有饮食习惯偏好口味过重，如过食辛辣，使胃内黏液过度灼烧，出现胃炎或胃溃疡；过食生冷，使胃内阳气受损，导致脾胃虚寒证；还有西式快餐的盛行，油炸食品的过度食用，氢化油的过度堆积，胃内不堪重负；还有各种饮料的过量饮用，尤其是碳酸饮料，使胃内产气过多，二氧化碳过量堆积，让消化能力进一步下降。总结到一起就是：饮食要清淡，三餐要规律。

另外，还有一种可能，就是和情绪不佳有关，自古以来便有不要在吃饭的时候教育孩子的说法，就是为了防止孩子情绪不好，影响消化。从中医学角度来说教育孩子，孩子可能会生气，那就会导致肝气横逆犯胃，出现吃不下；如果没生气，只是在教育后思考人生，那就会思虑伤脾，影响脾的运化，胃里吃进去的也不能好好消化；如果孩子受了惊吓，气就不能正常运行，惊则气乱，恐则气下，哪种状态也不能让气血正常分配到脾胃去消化。因此，教育孩子要注意时机，不要适得其反。

再提醒一下，孩子受凉感冒后，气血要被调动去抵抗外来的寒气，就顾不上帮助消化了。这时，孩子往往不愿意吃饭，千万别逼孩子吃，那样不仅感冒不容易好，还容易出现积食。根据孩子的意愿，想吃了给点清淡、容易消化的饮食就行。

问：那怎么知道孩子吃到七八分饱了呢？

答：通常情况下，孩子吃到七八分饱，基本就不急着吃了，吃的速度明显减慢，因为心里惦记着去玩儿，很有可能就不吃了，这时就不用逼着孩子吃了。可惜，这种情况下，中国老人喜欢端着饭碗到处追着正在玩耍的孩子喂饭。

问：对，就像有种冷是你妈觉得你冷一样，有种不饱是家里老人觉得不饱。

答：是的。在这里强烈建议家长不要这样做，这时孩子已经不饿了，而且他的注意力已经不在吃上了。在玩耍上，您喂的饭往往会导致两个后果：一是一不注意孩子会呛风，容易腹胀；二是消化不良。孩子一边玩一边吃，心里着急，在吃的时候不会注意细嚼慢咽；吃进去以后，专心玩耍，气血的供应也不全在脾胃，无力进行大量食物的消化和吸收，就会导致消化不良。

问：那婴幼儿不会说话，也不能跑出去玩，饿了、拉了、尿了都会哭，怎么判断它是不是吃饱了？

答：婴幼儿就需要家长仔细观察了。如果在月子期间，每次喂养能自然间隔2小时左右，就说明孩子能吃饱，随着月龄的增长，喂养间隔时间需要逐渐拉长。再有，婴儿如果是饿了，一般都是先小嘴动，再慢慢全身活动，由小声哼哧逐渐到大声哭闹。如果是突然哭闹，那大多是腹痛要拉，或者是尿了。有些孩子在拉或尿的时候会有一个安静期，拉的时候都有可能看到小脸发红，两小手使劲握着，小腿蜷着，全身都在用力的样子。家长要多注意观察，摸清规律就明白了。

问：三分饥听明白了，那三分寒是什么意思呢？

答：道理差不多。相对于成年人来说，别给孩子穿得太多。小孩子不分男女，生长发育迅速，相对于成人来说，这种快速生成的特点都属于"阳"。他们活泼好动，平均体温也要比成年人高。婴幼儿时期的中枢神经系统调节功能比较差，体表面积相对大，皮肤汗腺发育不全，体温调节功能不稳定，产热和散热容易发生不平衡，因此新生儿的体温容易波动。

一般来说，小儿体温升高较成人明显，体温波动范围亦较成人为大。儿童体温的正常范围一般是在肛门内为36.5℃～37.5℃；在口腔内为36.2℃～37.3℃；在腋窝处为35.9℃～37.2℃。成人正常体温，在肛内是36.3～37.2℃，口腔内是36.1～37.0℃，腋窝处是35.7～36.8℃。也就是说相同情况下，小儿的体温比成人要高0.2～0.3℃，因此家长经常会有一种错觉，一摸孩子的头或手，认为孩子发热了，尤其是运动后的孩子。基于这种阳热的状态，小孩子穿衣服要适当减少。

问：怎么判断穿的多少是否合适呢？

答：用自己的手去摸一下，只要孩子的手脚挺热乎，摸着颈部和后背没有汗就是合适的。如果有汗，那就是衣服穿得相对多了。孩子热了，适当避风的情况下减点衣物。通常情况下，在同样的温度环境里，小孩子穿衣要比成人少半件。所以，给孩子备件外套就行，孩子跑起来了，就给脱下来，不动了，就给搭一下。您想，一个劲儿活动，成年人也会觉得热，要出汗，孩子天性好动，本就容易出汗，衣服多了就更容易出汗了，如果脱衣服再受点风，就容易感冒。

问：如果孩子感冒发热，怎么办呢？

答：《医学三字经》中说"凡发热，太阳观"，就是告诉大家，如果孩子发热了，就从太阳上进行分析。

7. 太阳的理解

问：太阳是指什么呢？是天上的太阳吗？

答：太阳不是天上的太阳，而是人身体的位置和功能状态的描述。《黄帝内经》对三阴三阳进行论述时说"少阴之上，名曰太阳，太阳根起于至阴，结于命门，名曰阴中之阳"。意思是太阳在人体的后面，位于少阴的上面，它的根起于足小趾外侧的至阴穴，结于眼睛，是阴中之阳。运行太阳之气的经脉是足太阳膀胱经，主要循行于人体的后背，从前额开始到头顶，然后沿着后头部，下行到后背部，一直沿着臀部到大腿后侧，最后从足背外侧在足小趾外侧停止。

问：足太阳膀胱经不是属膀胱，络肾吗？

答：那是经脉的脏腑连属，这里说的是其内运行的是太阳之气。从阴阳上来看，人体的腹部属阴，背部属阳，是因为有太阳之气，背部是人体阳气相对比较足的地方，是身体的第一道防线。一旦有外来的邪气入侵，太阳经首先会奋力反抗，表现出来的症状是先怕冷，后发热。怕冷时间很短，病机就会转化，如果孩子说冷，马上保暖，并且搓热后背的足太阳膀胱经，那就会向好的方向发展；如果没有采取任何辅助措施，寒邪就会迅速向内进展，孩子身体会自救，打寒战，发热。

8. 发热的原因与调治

孩子一发热，家长就很紧张。其实，发热是一种保护性反应，是孩子体内的正气在和外邪交战。发热意味着身体的正气挺足的，还可以抵抗外来的邪气，因此，发热不是坏事儿，尤其是高热，往往意味着邪气较盛，但正气也很足。理想的结果是高热在很短的时间内就退了，然后小孩子身体一切正常了，说明邪气很快被正气打败了，正气完胜。不理想的结局是小孩子持续低热，表明人体正气始终无法打败邪气，无法大打一仗，小儿的抵抗力太弱了，平时要增强免疫力。这时，加强体育锻炼为第一要务，而不是补各种营养物质，小儿的身体不一定能消化吸收。有条件的话，让孩子做做艾灸，把身体的阳气补足，既能抵抗外邪，又能促进生长发育。

问：小孩子一旦感冒，具体有哪些表现？

答：前面说了，只要有外邪入侵，正常先是太阳经抵抗，太阳经分布于头颈部，往往都会出现发热、头和颈部不适的症状。若是风寒外袭，会有明显的发冷，全身发紧，头和脖子僵硬疼痛的症状，因寒性收引，会有僵硬发紧的感觉；若是伤风，有明显的出汗、怕风的症状。婴幼儿不会说话或无法描述，医生和家长可以通过观察孩子有没有发热，出不出汗，身体是不是蜷缩着，具体判断。外寒入侵的，孩子是蜷缩着的，如果有热是伸展开的，甚至会烦躁地蹬开衣被。伤风主要是发热有汗，汗出来了，热也没明显降下来。要知道，出汗是会通过散热把体温降下来的。

问：如果发热持续不退，会怎么样？

答：《医学三字经》中说"热未已，变多端"，就是孩子发热还未退，病情就会出现变化。有的头摇手动，有的突然闭嘴咬牙，脚抽筋，有的孩子眼向上翻，身体向后挺，这么多异常变化，都叫"惊风"。这是因为发热消耗津液，全身得不到正常的滋养，邪气又扰乱太阳经经气，足太阳膀胱经从眼，到头，到后颈部、后背，再到腰、到腿脚，这条经一抽筋，就会出现上述症状。这时不能用祛痰、镇惊、清热的药，而要用桂枝汤，按照《伤寒论》的方法服用才行。

问：桂枝汤有什么药？《伤寒论》中怎么用的？

答：桂枝汤由桂枝 9g，芍药 9g，炙甘草 6g，生姜 9g，擘开的大枣 12 枚组成。使用时，用水 1400ml，小火煮取 600ml，放温不烫嘴后喝 200ml，喝完一会儿就小口喝热稀粥约 200ml，再盖被捂到全身微微有汗的感觉最好，不能出大汗。如果不出汗，再按前边的服法喝一次，不行再喝。饮食要清淡，忌生冷、肉类、面食、酒、奶油、动物油脂、年糕等难消化的食物，还有辛辣的、臭的以及坏掉的食物。

问：这用药挺复杂的，病情变化也挺吓人的，平常有没有提高抵抗力的方法？

答：当然有。除了掌握"三分饥与寒"的原则，妈妈们平时还可以给孩子捏捏脊或者是搓搓后背，有条件的可以做做灸，对孩子生长发育和提高抵抗力都有好处。

9. 小儿捏脊的操作与注意事项

问：怎么捏脊、搓后背？

答：捏脊是指小儿捏脊，是小儿推拿的一种。从孩子能翻身到入学前都很适合。有很多孩子习惯了妈妈给捏脊，一直到成年还惦记。最早见于晋代葛洪《肘后备急方》用于治疗小儿"腹痛"，后来广泛用于消化不良。

具体操作方法有两种，都是两只手沿脊柱两旁，自尾骶部开始。一种是用拇指指腹与食指、中指指腹对合，夹持肌肤，拇指在后，食指、中指在前。然后食指、中指向后捻动，拇指向前推动，边捏边向后颈部推移。另一种是手握空拳，拇指指腹与屈曲的食指桡侧部对合，夹持肌肤，拇指在前，食指在后。然后拇指向后捻动，食指向前推动，边捏边向后颈部推移。重复3~5遍后，再用一只手，沿着脊柱从上往下抚摸2~3次。大家可以根据自己的习惯和使用方便选择使用。

搓后背就简单了，就是用爸爸或妈妈的小手指侧和鱼际侧，或者手掌根部，从尾骨根部开始向上，稍微用点力，一直向上搓到后颈部，然后手不要离开皮肤，继续向下搓，搓到尾骨根部，这样反复，来回5~10次即可。搓后背能够明显激发阳气，帮助驱除体表的寒气。成年人如果感觉有点冷，也可以搓，只搓背部就行，对治疗受凉感冒也有效。

问：捏脊要注意什么？

答：问得很好。首先，孩子会自行翻身、趴着时才可以进行捏脊。如果孩子太小，家长强行将其翻身趴着，可能造成不必要的损伤，如果孩子还不会抬头，甚至有可能在捏脊过程中出现窒息，一定要注意。

其次，在时间安排上，捏脊在早晨起床后或晚上临睡前进行比较好。捏脊时，孩子要露出整个背部，尽量让背部平整放松，且室内温度要合适。

最后，大人的指甲要修整光滑，手要温暖，手法宜轻柔，捻动推进时，要直线向前，不要歪斜，用力及速度要适中，捏脊最好一气呵成。如果没有经验，当孩子背部皮肤有破损，有疖肿、皮肤病或者高热时，需治愈后再自行捏脊。

10. 发热复杂情况的处理

问： 如果不是太阳经病症，怎么办呢？

答：《医学三字经》中说"太阳外，仔细看"，如果疾病表现不属于太阳经病症，就要仔细辨别了。

通常情况，外来的病邪导致的发热多持续 3 天。如果发热时间太长，这时邪气很有可能传变到其他的地方。治疗的话，就需要有经验的中医医生看诊。强烈建议家长朋友们不要擅自开药给小儿服用，尤其是孩子的发热，症状变化比较快，有些年轻医生都不能完全掌握变化规律，更何况没有医学常识的家长们呢！就简单的寒证与热证都无法分辨清楚，临床中特别多见家长在网上或药店随意买各种感冒药，经常会把治疗风热症状的中成药给出现风寒症状的孩子吃，结果折腾的孩子不易痊愈。在此建议，家长没有把握，不要给孩子随便吃药，一定要找有经验的中医医生看诊，确定具体用药。

问：我们可以遵循什么方法看呢？

答：《医学三字经》中说"遵法治，危而安"，意思是遵循医圣张仲景所写《伤寒论》和《金匮要略》中的理论进行治疗，即使是危急的病也会转危为安的。多学经典吧。

11. 太阴如何导致的吐泻

问：好的。如果孩子发热，又吐又泻，怎么分析呢？

答：《医学三字经》中说"若吐泻，求太阴"，如果有呕吐、腹泻的表现，就要考虑太阴病了。

问：太阴是什么？前面的太阳不是我们看到的太阳，这里的太阴肯定也不是与我们看到的太阳相对应的月亮，对不对？

答：您说对了，这里的太阴不是月亮。《黄帝内经》对三阴三阳的定位论述"中身而上，名曰广明，广明之下，名曰太阴"，并且做了说明"外者为阳，内者为阴，然则中为阴，其冲在下，名曰太阴，太阴根起于隐白，名曰阴中之阴"。这里的太阴病是指处于身体内部，从下面向上涌起的太阴出问题了。从经络的角度来看，就是从起于足大趾内侧隐白穴的足太阴脾经来分析。

问：明白了。足太阴脾经属脾络胃运行着太阴之气。吐、泻也与脾不能正常运化有关？

答：说对了。要知道，阴阳气化相通，太阳、阳明和少阳，主要是讲阳气的运行规律，太阴、厥阴和少阴，则是讲阴精的运行规律。太阴是最主要的人体阴精产生和布散的场所。因此，脾主运化、主升清的功能失常，孩子就表现出呕吐，腹泻，不愿喝水，不愿吃饭，腹胀，时不时还腹痛，口水比较多的情况，这是体内湿气重了，治疗大多可以用理中汤一类的方药。理中汤由生晒参、干姜、炙甘草、炒白术各9g组成。其中干姜辛热，入脾、胃、心、肺经，能温中散寒，恢复脾阳；人参甘、微苦，性温，归脾、肺、心经，能大补元气，振奋脾胃；白术甘、苦，性温，入脾、胃经，能健脾祛湿；配上炙甘草调和诸药而兼补脾和中。人参、甘草和阴；白术、干姜和阳，阴阳相和，太阴布散正常，所有症状也就消失了。如果这时候，家长根据有腹泻，用止泻药治疗，就会使体内的湿气无法代谢出去，而在体内潜留，使腹痛症状更加严重，同时因湿气无法排出，大肠已无出路，只能从上口出，加剧呕吐。分析清楚病机才能正确用药，还是建议找医生开药。

12. 慢脾风的表现

问：如果一直没找医生治疗，或治疗不当，呕吐、腹泻时间久了，会怎么样？

答：这就会出现《医学三字经》中说的"吐泻甚，变风淫"的情况。呕吐、腹泻时间一长，出现风气过盛的症状。

淫，是"过度"的意思。这里是说，随着病情持续得不到纠正，孩子呕吐、腹泻的时间长了，脾胃就会损伤加重。前面我们提到过小孩子脏腑娇嫩，脾胃功能也很弱，非常容易被损伤。在中医五行理论中，脾胃属土，肝属木，木会克土。如果脏腑功能都正常，五行能保持平衡；如果属土的脾胃虚了，属木的肝就会欺负它，肝气妄动就是"风"，就会出现风邪致病的特点，表现出抽动不安。风邪最容易影响四肢，这里表现为手足的抽筋症状。这里风淫导致的抽筋和前面的"惊风"可不一样，惊风是以头和躯干部为主的，而风淫导致的抽筋是以手足为主的。

问：前面的叫"惊风"，这是什么病？

答：《医学三字经》中说"慢脾风，即此寻"，告诉大家，这种就叫"慢脾风"。

问："慢脾风"应该怎么治疗呢？

答：陈修园老先生认为慢脾风也是太阴病。依据《伤寒论》中治疗太阴病的理论，再根据伴随的不同症状，选用不同的方子进行治疗即可。

13. 小儿疾病总的治疗原则

问：小儿疾病的总治疗原则是什么？

答：《医学三字经》中说"阴阳证，二太擒"，告诉大家，一切小儿疾病，阴证从太阴经上治疗，也就是从脾胃论治，阳证从太阳经上治疗。

问：为什么？

答：中医学有一个"开阖枢"的理论，三阳经中太阳经为开，三阴经中太阴经为开，这两条经是伤寒入侵的时候，人体阳经和阴经各自的第一道防线，也是治疗伤寒最关键的两条。因此，治疗的时候，抓住太阳经和太阴经就可以了。陈修园老先生因其理论含义很深刻，形容为千古之秘，所以说"千古秘，理蕴深"。

14. 小儿传染病的治法

问：小儿常见的传染性疾病，天花和麻疹也一样吗？

答：《医学三字经》中说"即痘疹，此传心"，"痘"是指天花，"疹"是指麻疹，就是说天花、麻疹这一类的病症，也是从太阴、太阳两经进行分析治疗的。

问：能介绍一下天花、麻疹的临床表现吗？

答：可以呀。天花主要是打哆嗦、发高热、全身无力、头痛、四肢和腰背部都酸痛的表现。严重的时候，会出现昏迷、全身抽动，皮肤逐渐出现红斑，红斑上面还出水疱，水疱里面会出脓，这些脓疱大约 1 个月后能结痂、脱痂，最后会留下瘢痕。本病是古代病死率很高的一种传染病。

麻疹主要是发热、咳嗽有痰、眼部发红，全身都出现小红点。小红点先从头上起，再到胳膊、腿。大部分能自愈，但具有传染性，并且孩子得病后，口腔会痛，眼也痛，很不舒服，哭闹得厉害，家长很揪心。

现在因为有了疫苗接种，这两个病基本上看不到了。但是，水痘类的传染病还时有发生，也可以用《伤寒论》的理论进行治疗。

　　《医学三字经》中说"惟同志，度金针"，度金针是比喻传授秘诀。说的是，只有志同道合的人，才会传授给他这些治病的理论。咱们现在都是志同道合的人呀。

妇人经产杂病

妇人病　四物良

月信准　体自康

渐早至　药宜凉

渐迟至　重桂姜

错杂至　气血伤

归脾法　主二阳

兼郁结　逍遥长

种子者　即此详

经闭塞　禁地黄

孕三月　六君尝

安胎法　寒热商

难产者　保生方

开交骨　归芎乡

血大下　补血汤

脚小指　艾火炀

胎衣阻　失笑匡

产后病　生化将

合诸说　俱平常

资顾问　亦勿忘

精而密　　长沙室

妊娠篇　　丸散七

桂枝汤　　列第一

附半姜　　功超轶

内十方　　皆法律

产后篇　　有神术

小柴胡　　首特笔

竹叶汤　　风痉疾

阳旦汤　　功与匹

腹痛条　　须详悉

羊肉汤　　疠痛谧

痛满烦　　求枳实

着脐痛　　下瘀吉

痛而烦　　里热窒

攻凉施　　毋固必

杂病门　　还熟读

二十方　　效俱速

随证详　　难悉录

惟温经　　带下服

甘麦汤　　脏躁服

药到咽　　效可卜

道中人　　须造福

1. 经、带、胎、产的理解

问: "妇人病"就是我们说的妇科病吗?

答: 有点局限,还包括产科,而且妇科的肿瘤也包括在内。妇人病是指女性特有的疾病。中医学将其具体分为"经、带、胎、产"四个方面,分别是指月经病、带下病、妊娠病、产后病。

问: 什么是月经病?

答: 回答月经病之前,我们先要简单了解什么是月经,月经是指有规律的、周期性的子宫出血,每月如期,经常不变。古称"月信""月事""月水",提示月经有"月节律"的周期性。现代医学认为,月经是指伴随卵巢周期性变化而出现的子宫内膜周期性脱落及出血。月经的出现是一位女性能怀孕生孩子的标志。

月经病就是月经不正常,包括月经的量、颜色、质地、周期等的异常,还包括有没有疼痛,就是我们说的痛经。痛经可以在月经来前,也可以是月经过程中,也可以是月经结束后。大家知道这些,就不要只把月经按时而至说成月经正常了。月经病是很常见的。

问: 什么是带下病?

答: 先要了解一下带下,也就是白带。随着月经周期,有规律地出现,阴道内就会有白色稀糊状或蛋清样的液体排出来,这些液体就叫白带。

在两次月经中间那几天,也就是排卵期,会多一些,其他时候不明显。如果量过多，或者有明显的异味，或颜色不正常，都是病态，就是现在常说的带下病。

问： 那什么是妊娠病呢？

答： 妊娠病，就是怀孕期间种种不舒服的病症，包括难产、异位妊娠、胎动不安、滑胎、胎死不下、葡萄胎、子痫、子肿等。

问： 那什么是产后病呢？

答： 产后病，就是产妇生完宝宝后气血大伤而出现的一系列病症，如产后抑郁、产后血晕、产后恶露不绝、产后自汗盗汗等问题。

问： 这不就是女人的一生吗？

答： 对呀！这就是女性成长发育的一辈子，妇科关乎着女性一生的健康幸福，我们跟随着《医学三字经》的脚步慢慢了解吧。

《医学三字经》中说"妇人病，四物良"，"四物良"说明治疗妇科疾病最常用的方子是四物汤。

2. 妇科常用四物汤方

问： 妇科疾病那么多，为什么四物汤在妇科疾病中最常用呢？

答： 四物汤方放在最前面，肯定说明了它的地位不一般。四物汤是补血的常用方，也是调经的基本方，最早见于晚唐蔺道人著的《仙授理伤续断秘方》，用于治疗外伤瘀血导致的疼痛。后来被载于我国第一部国家药典宋代《太平惠民和剂局方》，并且首先记载将四物汤用于妇产科疾病。该方被后世医家称为"妇科第一方""血证立法""调理一切血证是其所长"及"妇女之圣药"等。

问：听这称号，感觉像是万能方。为什么呢？

答：大家要知道，女性一生特殊的生理状态都与血有关。血不足，月经就不能正常来，白带量也会减少，更不容易怀孕生子。因此，补血调血对女性就很重要。

四物汤由当归9g，熟地黄12g，白芍9g，川芎6g四味药组成。熟地黄性偏温、味偏甘，作用是养阴益肾，补血填精，是补肾元的第一药。当归性温、味辛甘略苦，有养血活血的功能，是治疗血病的重要药物。在此提醒一下，当归不同部位，药物功效是有差异的，归身偏于补血，归尾偏于祛瘀，归须以活血通经为主，全当归可补血活血，既攻又补，虽辛温，但又偏滋润，辛香善于行走，与理气药物联合使用能行血活血，甘温而润，联合补气药物，可以补气生血。妇科尤其重视当归的使用。白芍性微寒、味偏苦微酸，敛阴和肝、舒经止痛，为肝经要药。川芎性偏温、味偏辛，活血祛瘀，行气止痛。

在四物汤中当归补血养肝，和血调经为君药；熟地黄滋阴补血为臣药；白芍养血柔肝和营为佐药；川芎活血行气，畅通气血为使药。熟地黄和白芍是血中之血药，性静；当归与川芎是血中之气药，性动。熟地黄配当归，功在养血；白芍配川芎功在和肝。总体来说，四味药的配伍是既互相制约，又相互依赖，具有滋而不腻、温而不燥、血液得养、肝气得和的功能。四物汤适合长期服用调养，是临床常用的补血活血调经的良方，称其为"妇科圣方"亦不为过。

问：该药方这么好，是不是所有女性都可以吃呢？

答：还得辨证。准确地说，四物汤应该是治疗所有月经病的基础方，不同的配伍和剂量会有不同的功效。例如，四物汤加桃仁、红花即成桃红四物汤，用于血瘀导致的月经不调、量多或淋漓不净以及痛经，疼痛固定不移，月经往往有血块，血块下来疼痛会减轻。四物汤加桃仁、红花、牛膝等药就成了血府逐瘀汤，用于气滞血瘀的闭经，这种闭经的患者情绪不畅明显，面色发暗，往往脸上有斑。四物汤去地黄，加肉桂、莪术、人参等药就成了温经汤，治疗寒凝血瘀的月经不调、小腹冷痛等，后面还会讲到这个方子。另外，还有好多方子，我们就不一一阐述了。

3. 月经正常的重要性

问：《医学三字经》中说"月信准，体自康"，我们从字面理解就是女性月经正常，身体就健康。为什么月经正常就代表身体健康呢？

答：这与月经的产生机制有关。在中医理论体系中，月经正常与五脏、天癸、经络、子宫功能正常有关。

　　大家知道，月经是子宫内膜周期性脱落及出血，与子宫的关系不言而喻，但与五脏、天癸、经络的关系可能还不太明白。下面给大家一起说说。

　　心主血脉，心气有推动血液在经脉内运行的作用。胞脉属心而络于胞中，心主血脉的功能如何，将直接或间接影响妇女的生理活动和病理变化，只有心神畅达，心阳之气下降，心血下交于胞中，月经才能按期来潮。《黄帝内经》中"月事不来者，胞脉闭也。胞脉者，属心而络于胞中，今气上迫肺，心气不得下通，故月事衰少不来也"说的就是心与月经间的关系。若心思过重，月经量会减少甚至会不来。

　　肝藏血，主疏泄，具有贮藏血液和调节血量的作用。脏腑所化生的气血，除营养周身以外，其余的贮藏于肝，在女子，经肝调节，部分可以下注血海而成为月经。肝的藏血功能与疏泄作用必须相互协调，肝气条达，血脉流畅，月经就正常；肝气郁结，血脉不畅，月经就异常。因此，生气或者郁闷，月经来前会有乳房胀痛、情绪失控，甚至痛经、月经推迟等异常情况。

　　脾胃为后天之本，气血生化之源。脾主运化，其气主升，具有统摄血液、固摄子宫的作用。脾气健运，血循常道就月经正常。胃主受纳，为水谷之海，是多气多血的腑，足阳明胃经与冲脉会于气街，故有"冲脉隶于阳明"的说法。胃里气血充盛，冲脉之血亦充盛，月经就正常。《女科经纶》中有"妇人经水与乳，俱由脾胃所生"的论述，就是说女性的月经和乳汁都是由脾胃功能化生而来的，指出了脾胃在月经产生中的重要作用。女性如果节食减肥，月经量就会减少；另外给孩子喂奶的女性吃得多，也是这个原因。

肺主气，肺气宣发，才能输送气血津液于全身，以营养各个脏器；肺气肃降，才能通调水道，下输膀胱，保持人体水液的正常输布排泄。肺主气而朝百脉，血是月经的物质基础，气为血之帅，气行则血行，如果气行不畅，那血行就受阻，月经也不能正常。因此，感冒了月经可能会推迟。

关键的还有一个肾。肾主水，主藏精，精是禀受于父母的生命物质与后天水谷精微相融合而形成的一种精微物质，主管生殖。精藏于肾，依赖于肾气的开阖作用发挥生殖功能。肾精又是天癸的源头，肾气盛，天癸才能正常，月经按时来；并且随肾气的充盛与虚衰，表现出月经从有到无的周期变化。有人会遗传其母亲或者姑姑的月经特点，有人先天不足的甚至不会来月经。

上述心、肝、脾、肺、肾五脏功能失调都与月经不调有关。月经正常就提示五脏功能正常。

4. 伤肾的表现

问：太有意思了。这下明白很多白领月经量比较少的原因了。劳心太过呀！您这里说到肾的功能，我们知道肾很重要，经常听人说肾虚。我们也知道它影响了人生长发育和寿命，怎么判断肾的功能好不好呢？

答：从肾的外在生理联属上看。肾主骨生髓充脑，其华在发，开窍于耳与前、后二阴，在液为唾，在志为恐。

问：哦，我理解的是肾主管骨骼发育，能生成骨髓并充养大脑，头发的光泽也反映肾的功能。肾主管听力，还有大小便能不能正常往外排。肾精化生了唾液，在情志上，害怕的程度能反映肾功能。是这样解释吗？

答：对的。身高、智力往往会部分随父母，另外，还与出生后的营养和生活环境有关。我们经常听人夸一个孩子说，这孩子头发真好，两个大耳朵真好，耳垂真大，真有福气。其实说的这个福气是父母遗传给孩子的东西较多，肾精充足的表现。而便秘或大便失禁，尿失禁或者尿不净等情况以中老年人居多，也是因为肾精逐渐减少，治疗起来一定要调养肾精。

在这里提醒大家一下，不要随便折腾自己的头发，会影响肾功能，甚至影响子孙后代的。美发师都知道，为了减少对身体的损伤，烫发、染发至少要间隔半年。也不要过用耳机，听力过度消耗也会消耗肾精。嵇康的《养生论》中的"耳务淫哇"指的就是过度消耗听力的情况，其实质就是在消耗肾精。而临床用药所谓听神经毒性的，其实就是有肾毒性，就是伤肾了。曾经广泛使用的链霉素，导致很多人听神经损伤，出现听力下降、耳鸣等症状，就是有肾毒性的。

另外，平常我们说不要随便吐唾沫，就是别随意浪费肾精，中老年人出现口干嗓子痛，大多与肾虚有关。明初冷谦在《修龄要旨》中提出的养生十六宜里有"津宜数咽"，指的就是口腔中的津液要频咽下去，意在养肾。还有，平常不要过度受惊吓，易伤肾。我们说一个人吓得尿裤子了，就是伤肾了。如果这个人特别不耐惊吓，也说明肾功能本身就不足。

问：知道了。那过度用脑的高级白领，脱发、发质干枯也是肾功能不足了吧？

答：说对了。这也是高级白领生育能力不强的原因。过用脑力，使肾功能消耗太过。还有过度消耗口舌的，不光是消耗了心力，还蒸发消耗了很多唾液，一样消耗肾精。

问：明白了。我们还是适度为好。不好意思，打断您了，再继续说一下天癸与月经的关系吧。什么是天癸？

5. 天癸的概念

答：关于天癸，到现在还没有一个让大家完全明白的解释。至少是我觉得说得还不够清楚。我试着解释一下，您看能不能听懂。

现在比较普遍的一种解释是天癸，男女皆有，是肾精、肾气充盛到一定程度的时候，身体里出现的具有促进人体生长、发育和生殖的一种精微物质。马玄台注释《素问》时说："天癸者，阴精也。盖肾属水，癸亦属水，由先天之气蓄极而生，故谓阴精为天癸也。"《类经》也说："天癸者，言天一之阴气耳，气化为水，名曰天癸……其在人身，是为元阴，亦曰元气。第气之初生，真阴甚微，及其既盛，精血乃旺，故女必二七，男必二八而后天癸至。天癸既至，在女子则月事以时下，在男子则精气溢泻，盖必阴气足而精血化耳。"说明天癸源于先天，藏之于肾，在肾气旺盛时期，肾中真阴不断充实，在后天水谷之精的滋养下化生并成熟分泌出来。对妇女来说，"天癸至"，则"月事以时下，故有子"，就能有月经，能生孩子；"天癸竭，地道不通，故形坏而无子也"，天癸消耗没了，那就月经停了，也就不能生孩子。因此，天癸主宰月经的"来"或者"停"。若结合现代西医的理论解释，进入青春期后，女性身体里的雌激素水平明显升高，月经来潮，到中年的时候，雌激素水平明显下降，进入绝经期。当然，这不能完全对应解释，因为西医理论中很多东西还没有完全解释清楚，尤其是在生殖医学领域。那再从另一个角度给大家解释一下。

天，大家都知道什么意思。这是一个在上的，纯净的，属阳的东西。"癸"是十天干之一，是排行老十的。它的甲骨文字形就是个叉，是"×"形。十天干是用来计时的，与天文有关。再从《礼记·月令》中来看，"孟冬之月，其日壬癸，注：日之行，东北从黑道，闭藏万物，月为之佐，时万物怀任于下，揆然萌芽，又因以为日名焉"，说明癸是日月相佐，万物孕育的时间，结合其字形，代表阴阳相交。这里天癸或许可以理解成为一种阴阳相交，孕育生命的纯净的阳性物质。也就是说，用天癸来描述阴阳相结合，可以孕育生命的物质。

问：哦，好像明白了。天癸就是肾功能发育到一定阶段后，大量出现，能让人生育的东西，且决定了女性月经的有无。女性月经正常说明先天具有这种生殖能力，也是身体健康的表现。那经络呢？

答：先说奇经八脉中的冲脉和任脉。冲脉为血海，能汇聚脏腑之血，使子宫满盈；任脉为阴脉之海，主管阴经精血、津液调配。任脉通畅，冲脉充盛，月经就能正常。如果冲脉、任脉虚衰，那就会停经，也不能生育。然而冲脉与任脉的通盛以肾气盛为前提，即冲任之本在肾。

另外，天癸、五脏对于月经的调节作用全都依赖经络系统的联系，月经正常代表着经络系统也通畅。

6. 经络系统的组成

问：这下明白了，月经正常还真需要人身体健康才行。您说的经络系统能不能给大家大概介绍一下？

答：可以呀。我们说的经络系统包括十二经脉、奇经八脉、十五络脉和十二经别、十二经筋、十二皮部以及许多孙络、浮络。

十二经脉又称十二正经，包括手足三阴三阳经。其中手三阴经有手太阴肺经、手厥阴心包经、手少阴心经；手三阳经有手阳明大肠经、手少阳三焦经、手太阳小肠经；足三阴经有足太阴脾经、足厥阴肝经、足少阴肾经；足三阳经有足阳明胃经、足少阳胆经、足太阳膀胱经。

十二经脉有一定的起止、一定的循行部位和交接顺序，在肢体的分布和走向有一定的规律，十二经脉在体表左右对称地分布于头面、躯干和四肢，纵贯全身。六阴经分布于四肢内侧和胸腹，六阳经分布于四肢外侧和头面、躯干。十二经脉在体内连属于相应的脏腑，并通过经脉的络属形成表里关系，在外连属于筋肉、皮肤。这就是藏象学说可以从外在表现推测内在脏腑功能情况的基础。如手太阴肺经，属肺，络大肠，就是肺和大肠表里关系的基础，手阳明大肠经上夹鼻孔，就是肺开窍于鼻的经络基础。

从交接规律上看，手三阴经，从胸走手，交手三阳经；手三阳经，从手走头，交足三阳经；足三阳经，从头走足，交足三阴经；足三阴经，从足走胸腹，交手三阴经，构成一个"阴阳相贯，如环无端"的循行路径。这就使全身气血能正常运行，也是中医整体观念的基础。

奇经八脉是对十二正经的补充。它们与十二正经不同，既不直属脏腑，又无表里配合关系，循行是别道奇行，称为奇经。一共八条，包括任脉、督脉、冲脉、带脉、阴维脉、阳维脉、阴跷脉、阳跷脉，故称为"奇经八脉"。如果把十二经脉比喻成江河，奇经八脉就是湖泊和海洋，可以加强十二经脉之间的联系；对十二经气血有蓄积、渗灌等调节作用。

络脉是经脉的分支，有别络、浮络和孙络之分。别络是较大的和主要的络脉。十二经脉与督脉、任脉各有一支别络，再加上脾之大络，加到一起称"十五络脉"。十五络脉的主要功能是加强相为表里的两条经脉在体表的联系。浮络是循行于人体浅表部位而常浮现的络脉。孙脉是细小的络脉。

经筋和皮部，是十二经脉与筋肉和体表的连属部分。经筋是十二经脉之气"结、聚、散、络"于筋肉、关节的体系，是十二经脉的附属部分，称为"十二经筋"。经筋有联络四肢百骸、主司关节运动的作用。全身的皮肤，是十二经脉的功能活动反映于体表的部位，也是经络之气的散布所在，所以，把全身皮肤分为十二个部分，分属于十二经脉，称为"十二皮部"。大家可以通过经筋和皮部的反应，来判断哪条经脉甚至是哪个脏腑出了问题。这是针灸进行经络诊查的基础。

7. 月经正常的表现

问：既然月经正常，就说明身体健康。那怎么算月经正常呢？

答：大家都知道女生每个月会有那么几天，也就是说它首先是以月为单位的生理周期。出血的第一天为月经周期的开始，两次月经第一天的间隔时间就是一个月经周期，一般为21～35天，周期长短不一定的差异，平均在28天。每一次月经出血的持续时间称为经期，正常为2～8天，多数在3～5天。

月经正常，首先是出现月经的年龄正常，其次是时间规律，28天左右一次，每次3～5天，也就是我们上面说的周期要规律；再次，经血要正常，包括月经量合适，正常经量为30～50ml；经血颜色鲜红或暗红，月经开始的时候和要结束的时候颜色偏暗淡，经期第二、三天，量多时颜色加深，有细小的碎屑，但没有大的血块；没有特殊的味道，没有其他身体不适，常见的腹痛、腰酸、腰痛、烦躁易怒、全身没劲等。很多人以为，月经能按时来就是月经正常了，那是不对的。

问：正常来月经的年龄应该是多大呢？

答：14虚岁。《黄帝内经》有"女子七岁，肾气盛，齿更发长。二七而天癸至，任脉通，太冲脉盛，月事以时下，故有子"的论述。意思是，女孩儿到7虚岁的时候，肾气开始旺盛，就开始换牙了，头发长得也快了，也就不再称为"黄毛"丫头了，有了一头乌黑的头发。这时候，女孩子开始有性别意识，家长一定要鼓励孩子分床睡，就算不鼓励，她也会有自觉的要求了。14虚岁的时候，任脉和太冲脉也都发育旺盛了，就有月经了。

8. 月经期注意事项

问： 月经期应该注意什么？

答： 正常妇女从13—14岁初潮来月经，一直到50岁左右绝经，每月均有月经来潮，在月经期由于子宫内膜脱落，子宫内形成创面，子宫颈口微微张开，排出经血，经血又是细菌邪毒的营养物质，如不注意卫生，不注意调护，容易造成感染。月经期免疫力低，大脑兴奋性降低，也容易受凉感冒或生其他病。这是西医的认识。

中医学对经期的调护格外重视，经期调护不当容易导致的病症多种多样。正如《妇人大全良方·月经绪论》中所说："若遇经脉行时，最宜谨于将理。将理失宜，似产后一般受病，轻为宿疾，重可死矣。盖被惊则血气错乱，经脉斩然不行，逆于身则为血分、癥瘕等疾；若其时劳力，则生虚热，变为疼痛之根；若恚怒则气逆，气逆则血逆，逆于腰腿则遇经行腰腿痛重，过期即安也。逆于头腹心肺背胁手足之间，则遇经行时，其证亦然。若怒极则伤肝，而有眼晕、胁痛、呕血、瘰疬、痈疡之病，加之经血渗漏于其间，遂成窍穴，沥无有已也。凡此之时，中风则痛风，感冷则病冷，久而不愈，变证百出。"您看，经期调护不当轻的都会成为拖延很久难以治愈的病，严重的可能导致死亡，病症从各种血分病到各处的疼痛，还有头晕、呕血、痛疡、结核等，出现多种变证。因此，月经期要特别注意以下几个方面。

(1) 保持外阴清洁：内裤要勤洗勤换，月经垫要柔软、清洁、经过消毒处理的，同时要禁止盆浴、游泳、房事。这些都是为了防止感染。

(2) 饮食清淡，作息规律：月经期间不吃辛辣、生冷的食物，尤其是忌冷饮，宜食清淡而有营养的食物，可以喝点红糖水。作息尽量符合自然规律，提醒一下，经期就别熬夜了，很伤肝血的。这时候要多进行室外活动，多呼吸新鲜空气。月经期间虽可照常工作与劳动，但要避免剧烈运动，如打球、攀岩、赛跑或过重的体力劳动，扛挑重物等，以免耗伤气血，造成气血不足，发生月经停止，或经血过多、经期延长，或闭经等问题。有经验的妈妈都会告诉自己的姑娘来月经了就不要干重活。

(3) 防寒防潮：这里除了适当多穿点之外，还要注意有挡风的衣物。防止风带寒湿等邪气入侵。也要避免淋雨、涉水、下水田或用冷水洗澡、洗头、泡脚等。曾有一位患者，暖水壶里的水温不够，经期将就用冷水洗脚，结果导致双腿僵硬疼痛，无法行走。所以提醒大家一定要慎重。

(4) 保持情绪愉快：月经期间，经血下泄，阴血偏虚而肝气偏旺，往往情志不安宁，心理欠稳定，家人和朋友尽量包容一下，让经期的人尽量保持心情舒畅，避免受惊、生气。临床很多人的痛经和子宫肌瘤与经期情绪不畅有关，有的人甚至直接闭经了。由此可见心情愉快的重要性。

9. 青春期早知道

问：知道了。月经期的问题这么多，还真得注意点。很多妈妈是在孩子来月经了才会告诉一些注意事项，有的人甚至什么都不说。我听说过以前有一个女孩子，会突然大哭，她妈妈也没时间细心问她怎么回事儿，怎么训斥都是哭，还是她姐姐贴近她问怎么回事儿，才发现她是来月经了，裤子都被染红了，那孩子不知所措，以为自己出了大问题，又惊又吓，只知道哭，都不会说话了。这当妈的心也太大了。这方面的科普教育真的需要好好做一下。您觉得还有什么需要提醒的吗？

答：这也怨不得那个当妈的，我想您说的这种情况应该是几十年前。那时候大家对男女性教育方面很避讳，甚至当妈的自己都没有相关知识。现在青春期教育被很多家长重视了，这种情况应该可以避免。除了经期注意事项，还要跟大家说一下青春期的变化，需要大家有哪些知识储备。

女性的一生可以分为新生儿期、儿童期、性成熟期、围绝经期、绝经后期及老年期6个阶段。其中，从月经第一次出现到生殖器官逐渐发育成熟的时期，称为青春期，是从儿童期进入成人期的过渡阶段。世界卫生组织规定青春期是10—19岁。我国资料表明青春期开始于10—12岁，到17—23岁完全发育成熟。青春期不是一个固定的时间，也因人而异。

从生理角度上讲，《黄帝内经》有这样的描述"女子……二七，而天癸至，任脉通，太冲脉盛，月事以时下，故有子。三七，肾气平均，故真牙生而长极……丈夫八岁，肾气实，发长齿更。二八，肾气盛，天癸至，精气溢泻，阴阳和，故能有子。三八，肾气平均，筋骨劲强，故真牙生而长极……"说明青春期为"二七"至"三七"之年，也就是14—21岁，女生在14虚岁左右，男生在16虚岁左右，是大多数人具备生育能力的时间，这时候身体开始快速发育。

随着青春期的来临，第二性征出现。女孩子的乳晕增大、颜色加深，出现乳核，随后乳房渐渐增大。有的孩子会有胀痛的感觉，再一摸，觉得有一个圆的硬块。不要害怕，这大多是正常的。这时不管男女，都会身高突增、变声，就是大家平常所说的破嗓子；脸上容易长痘痘，腋窝和阴部也都会长毛。男孩还会长出胡子，需要备剃须刀了。

在这儿给大家提个醒，为人父母，一定要提前给孩子普及相关知识。家长太忙的，孩子就自己好好学习一下。

另外，青春期孩子心理敏感性增强，并产生成人观，意欲摆脱父母，独立走上社会，但由于他们涉世不深，阅历尚浅，社会经验甚少，适应性及自我控制力都较差，性知识薄弱，容易犯错误，且经不起失败和挫折，常常陷入矛盾的痛苦中，要及时给予心理上的疏导。在让孩子了解一般性生理知识的同时，引导孩子正确对待，君子应当"发乎情，止乎礼"。在社会主义中国，性生活在婚后才是合法的，合乎道德的。再说了，如果有了性生活，稍有不慎就可能有孩子，考虑好自己能不能养这个孩子了吗？如果不能，那与兽有何异？

问：是得慎重。现在有的女孩儿9周岁就来月经了，这是不正常吗？

答：确实是不正常。这属于青春期提前。西医诊断是性早熟。

性早熟是儿科内分泌系统的常见发育异常疾病，是指第二性征提前出现，早于正常人群的平均年龄两个标准差。其中提前出现的性征与性别相同时称为同性性早熟，与性别不一致时称为异性性早熟。这里大家不要觉得惊讶，这个世界不是只有男、女两种性别，也不是男的一直是男的，女的一直是女的。人体内同时存在着雌、雄两种激素，只是男性以雄性激素为主，女性以雌性激素为主而已。大家想，如果这两种激素水平变化了，是不是男女的性格也就变了，才会出现有些男人想变成女人，有的女人想变成男人，也就有了变性人的说法。当然，还有一生下来同时具有男、女两种生殖器官的。这些只是给大家顺便提一下。

再继续说一下最常见的女性同性性早熟，是指以8周岁以前乳房发育，10周岁以前月经来潮为特征的性早熟类型。根据病因还将其分为假性、真性及部分性性早熟三种类型，这里就不展开说了。发生性早熟的原因是生活水平提高，物质生活得到极大的满足，保健品和滋补品的滥用，生活环境的污染加重等，可以简单地理解为吃了不健康的东西。

相反的，女孩满13周岁、男孩满14周岁还没有第二性征出现的不正常发育现象，称为青春期发育延迟。不管是性早熟还是青春期发育延迟，都是不正常的。

问：我知道 20 世纪 80 年代以前出生的女孩子，有很多 13 周岁没来月经，青春期发育延迟主要是物质生活贫困，很多人长年吃不饱导致的。现在物质生活这么丰富，青春期适当提前是会有的，大多数孩子不会到 14 虚岁才来月经，只要不是太早，月经不提前到 10 周岁前就不算病态。但如果延迟得好好治疗一下了，是不是？

答：您说得对。随着社会生活的改变，医学也在适应社会的节奏进行调整，所以，没有明显的异常时，先不要把自己定义成病人。中医一直是认可天赋异禀的。《黄帝内经》中还说到有的人可以超出生理年龄界限生育的。这都是天赋异禀的表现，而不是病态。

10. 月经提前需凉一凉

问：青春期有提前的，也有的人月经初潮来得不早，但月经周期短，每次月经总是提前，怎么回事儿？

答：《医学三字经》中说的"渐早至，药宜凉"说的就是这种情况。

月经经期提前 7 天以上，连续发生 3 个周期或以上，被称为月经先期，又称为"经行先期""月经超前""经早"。西医学并无月经先期的病名，而是将其归于"月经失调""功能失调性子宫出血"等范畴，认为黄体功能不足是该病的主要病理机制。黄体功能不足可以导致卵泡发育不良、黄体生成不完全和黄体本身分泌的雌激素与孕激素比例失调，在育龄期女性常可表现为不易受孕或在孕早期流产。本病主要就是用黄体酮治疗。黄体酮的不良反应有头晕、头痛、恶心、抑郁、乳房胀痛，体重增重或减少，倦怠感，发热、失眠、黄褐斑、肝功能异常等，最让爱美女性忍受不了的往往是体重增加和黄褐斑。很多人会因其不良反应而拒绝治疗。

中医学认为这种情况往往是有热迫使血液妄行。不论虚实都会造成热扰冲任，迫血妄行，导致月经先期而至。

青春期的少女，或者体质较壮的女性，阳气充足，脾气急，往往心意不容易满足，肝郁化火；再不注意饮食，爱吃辣的也容易生内热；或者天太热了，或者蒸桑拿；或者上环或流产，湿气或瘀血堵着，郁而化热，这时热迫血妄行，导致实证的月经先期。表现出月经提前，月经量多，颜色深红，发黏，月经血流出的时候还会伴有下体火热的感觉，口渴，爱喝凉的，大便干，尿黄。情绪因素引起的，还会有月经色紫红有血块，胸胁或小腹或乳房胀痛，心烦易怒的表现。

那些体质一直较弱的，饮食不当，或者劳累过度，或者想得太多，消耗气血，导致脾虚不能统摄血液，出现月经先期；还有人因为房劳多产或久病伤肾，肾虚则冲任不固，不能制约经血；或者失血较多，伤阴了，相对出现阴虚火旺，导致月经提前。这些是虚证，表现为月经色红，质黏，量少，口渴，但喝不多，脸颊发热、发红，手、脚心也发热，整个人感觉有些烦躁不安。

问：那这月经先期怎么治疗呢？

答：实证要泻，虚证要补，关键是虚、实都与热有关。

所以说"药宜凉",也就是说,月经逐渐提前到来,要用凉性的药物。

生活方面,实热的话,就找个凉快地儿待着,多吃点水果和蔬菜,也可以喝点儿绿豆汤、绿茶。虚热,主要补血养阴,有气虚的补气,吃点儿八宝粥、乌鸡大枣枸杞汤、牛肉羹、甲鱼汤、鸭血粉丝汤、各种血制品等,补补气血。那郁热的话,调整情绪的同时也可以选用凉性药物。注意我们前面说的经期调护。

11. 月经推迟需热一下

问:知道了,月经提前关键是因为热。那月经推迟是怎么回事儿?

答:《医学三字经》中说"渐迟至,重桂姜",说的是月经逐渐推迟,要重用干姜、肉桂类的温性药物。也就告诉大家,这里面关键的问题是寒。

月经周期延后7天以上,连续3个月以上者,称为"月经后期",又称为"经行后期""经迟"。如果延后3~5天,且无其他不适者,不作月经后期病论。如果偶见一次延期,下次正常来的;或者青春期月经刚来的几月内或者于更年期的时候,月经出现延后,没有其他异常情况的,一般不属于月经后期病。

月经后期的西医病因和发病机制不太明确,认为与下丘脑–垂体–卵巢–子宫生殖轴的某一环节的调节功能失调有关,主要是用雌孕激素来调节。

从中医学角度来看，关键是祛寒。无论虚寒还是实寒，都可以导致月经后期。

虚寒的就是阳气不足，脏腑气化不行，血少气弱，引起冲任虚寒，不能温煦胞宫，胞宫内寒，血遇寒就凝，这会导致经血运行缓慢，就不能正常来月经。表现出月经推迟，腰部冷痛，手脚发凉，月经量少，色淡，小腹隐隐约约地痛，喜欢用手捂着，热敷会舒服点，大便有点儿稀，小便没有颜色。

实寒的大多是月经期或者产后受凉了，或者是吃太多寒凉食物，寒凝血瘀，脉络受阻，经血不能按时来，导致经期推后。表现出月经延后，全身怕冷，手脚很凉，月经量少，色暗，有血块，小腹发冷疼痛，不愿手按，热敷后疼痛能减轻。

当然，这是从最主要的病因上去分析的，也有一些其他特殊情况，如肾虚、脾虚，没有气血哪儿来经血。还有痰湿或气滞，堵在那里，气血下不来，也会出现延迟的情况。只是肾虚会有明显的腰腿乏力疼痛等症状；脾虚的不爱吃饭，或者吃了不消化，大便里有未消化的食物；痰湿的人虚胖，身体发沉，舌边有明显齿痕；气滞的脾气不好。

问：那怎么调治呢？

答：中医讲究辨证论治，针对具体的病因治疗就行。这里关键的是用温热性质的药祛寒。干姜温中散寒，回阳通脉，温肺化饮。肉桂能补火助阳，引火归源，散寒止痛，活血通经。不单是月经延迟，对于寒邪引起的各种疼痛也常用。

12. 生姜晒干不是干姜

问：生姜晾晒成干就是干姜呀？我家的生姜干了以后都扔了。

答：这个问题真的是特别好，大部分人看到字面意思可能都会这么认为。但干姜不是生姜晒干了。您家的生姜如果晒干了还挺粗壮的，那也就不会扔掉了。生姜放干了只会成一个干硬的细草棍，也没有干姜那么浑厚的药力。两味药虽是同种植物，但栽培方式不同。

姜是植物的根茎，植物的茎有趋光性，它要见阳光，就会不断向地表生长。生姜在栽培的过程中需要不断培土，掩埋住根茎部，不让其见到阳光，不断地培土就为了让它使劲地长，因此生姜的产量比较高。生姜长得很快，水分也比较大，晒干后，非常轻，完全皱缩的。

干姜，在栽培的过程中，不培土，根茎长到一定程度，就暴露在土外面了，已经见光了，就不再拼命地长，但内在的成分却在不断地积累，水分含量较少，晒干后，基本上不怎么皱缩，体积也不怎么减少，质地非常沉。现代研究表明，生姜和干姜的化学成分也不完全相同，即使成分相同，它们的比例也有差异。

在药物价值上，生姜辛温的性味都弱于干姜，但生发的特点优于干姜，辛散力强，临床常用来治疗感冒。带皮用时温性稍弱，而善于通利小便。因此，尿道炎、前列腺炎、前列腺增生等问题，用带皮生姜切片煮水有一定的效果。另外，生姜还能解半夏毒和各种菌毒。炒菜用葱姜爆锅，也是为了平衡蔬菜普遍偏凉的特性，防止寒凉伤脾胃的阳气影响吸收。这是我们中国人的饮食智慧。

问：原来是这样，好像大部分人都是我这样认为的。那月经后期我们要怎么预防呢？

答：根据气候环境变化，适当增减衣被，别冻着，尤其是经期要防寒避湿，做好保暖，特别是保护好脚踝、腰腹。作息、饮食要规律，不暴饮暴食，口味别太重，尤其是少吃生冷的食物。特别提醒，经期别喝冷饮，保持心情舒畅，适当运动等，学好经期调护。

如果觉得自己凉着了，及时喝点姜汤，把寒气去一下。现在还有一种艾叶茶，温经的作用不错，也可以做艾灸，灸次髎、子宫、关元等穴位。

次髎是足太阳膀胱经的常用穴之一，在腰部以下，第二骶后孔里面。临床常用于治疗腰骶部疼痛、性功能障碍、妇科和泌尿系的疾病。

子宫是经外奇穴。在下腹部，肚脐下 4 寸，前正中线旁开 3 寸，也就是肚脐和耻骨连线的下五分之四，再旁开四指的位置。其名为子宫，就是用来治疗子宫里所有病症的。

13. 月经乱，调气血

问：好记。月经有时提前，有时延后，是怎么回事儿？

答：月经或早或迟，中医叫月经先后无定期，表现为月经周期有时提前，有时延后 7 天以上。月经可能连续几个月提前又出现一次推后，也可以连续几个月推后又一次提前，没有一定规律，《景岳全书》里称之为"经乱"。本病相当于西医学功能失调性子宫出血，主要也是用激素调月经周期。青春期月经刚来一年内和更年期的月经前后无定期，没有其他明显的不舒服症状，可以不治疗。

《医学三字经》中说"错杂至，气血伤"，说的就是这种情况。告诉大家，月经有时候提前，有时候延后的，大多是肾虚或肝郁导致气血损伤引起的。

问：肾虚怎么导致月经先后无定期的呢？

答：肾主闭藏，如 21 虚岁之前，因为肾气还没有均衡，气血时不时地会不充足，暂时不能使月经有规律地出现，或更年期脏腑功能下降，肾气不足，这时月经前后不定期。如果是本身体质就弱，是肾气不足的情况；或者房事不节制，纵欲过度，消耗得太多；或者孕育过多，损伤冲任，肾气不守，都会出现闭藏失职，冲任功能紊乱导致的月经周期错乱。这种月经前后不定期，往往还表现出月经量少，经色淡暗，质地稀薄，经常伴有腰骶酸痛，头晕耳鸣，舌淡，脉沉细弱的症状。

问：肝郁怎么导致月经先后无定期的呢？

答：肝主疏泄，情志抑郁或愤怒伤肝，使肝气逆乱，疏泄失司，冲任失调，血海蓄溢失常。疏泄过度，月经就提前；疏泄不及，月经就延后。这种情况还会表现出月经量有时多，有时少，经色紫红，出血不畅，伴有乳房胀痛，身体两侧从腋窝到两侧腹部都胀痛，还经常呃逆叹气，腹部发闷，不爱吃饭，脉弦。

问：怎么治疗或者预防呢？

答：既然是肝郁和肾虚导致的问题，那治疗原则当然重在疏肝补肾，调和冲脉和任脉。平时注意饮食均衡，节制房事，情绪平和，也可以艾灸关元、三阴交等穴位，发现自己情绪不好的时候，可以按一按脚上的太冲穴。

问：月经周期知道怎么调了。《医学三字经》中说"归脾法，主二阳"是什么意思？

答：这句话的意思是归脾汤主要用于二阳导致的停经。

《黄帝内经》有"二阳之病发心脾，有不得隐曲，女子不月"。这里二阳指阳明，五运六气理论中有阳明燥金的论述。"二阳之病发心脾"是指燥金使心脾生病了。不月，是月经不来了，就是停经。燥金怎么影响心脾呢？这就得给大家系统介绍一下五行之间的关系了。

14. 五行的生克乘侮

五行是用木、火、土、金、水五种基本物质的动态性质特点来对所有物质进行归类，用以说明所有物质间的关系，再利用这些关系解决问题。例如，水有滋润、向下的特点，有这些特点的东西就属水；火有发热、向上的特点，有这些特点的东西就属火；木有弯曲着克服阻碍，也要向外伸展的特点，有这种特点的东西就属木。金有收敛、肃杀的特点，有这种特点的东西就属金；而土能生长出各种东西，有这种特点的东西就属土。

这些东西之间的关系也用五行之间的生、克、乘、侮来调节平衡。

先看相生。木生火，火生土，土生金，金生水，水生木。

问：我知道钻木可以取火；火烧完了有灰，灰也可以放到土里给植物做肥料，也是算土；土里面能淘出金子来；金属融化了是液态的，算水。另外，还有水培植物。对不对？

答：您说对了一部分。在自然界中有天火。天火既指雷电导致的火，也包括自燃，最主要的是原始森林中自发的山火，很大，不容易扑灭的，这是最自然的木生火。山火过后土层会明显增厚，厚重的土中所含的不同金属类物质，在若干年后，因为质量相同，逐渐就会沉积到一起，形成值得集中采用的金属。值得注意的是，地下有丰富的金属矿藏，能使云层在天空聚集，形成充沛的雨水，这是自然界中的金生水。另外，自然界的活水中会生出青苔等草木来。这就是使大自然有效循环起来。

再看相克。金克木，木克土，土克水，水克火，火克金。

问：用刀斧可以砍木头，植树造林可以防止水土流失，用土筑坝可以挡水，用水来灭火，用火来冶炼金属。这下对了吧？

答：您还是说对了一部分，我们还来看一下大自然。盐碱地不长草，是因为有太多的氯化钠（NaCl）、碳酸钠（Na_2CO_3）等钠类金属；云南的银山不长树，是因为银含量太高；山东烟台的老磁山植物稀少，是因磁铁矿藏丰富，这才是自然界的金克木。树木长得茂密了，土层会变薄，如果没有山火使土层增厚，那植物就会因为土层变薄而死亡；自己在家里种的花一两年就得换一次土，否则就没土了，都是自然界的木克土的体现。大自然中，有水的地方都是低洼地，土层很厚，甚至可能形成高山，所以说土克水。火山喷发时，所有土中的金属都会融化，这就是火克金。

这些都是极端现象，只是为了方便大家理解。其实这种看得到的相克关系，是中医学中的相乘，也就是一方过旺，就会对所克一方造成损伤，这是一种病态的过克。正常的克只是制约一下，保持大自然的平衡，您可以把它理解成必不可少，但多则害。相乘就有害，大自然看起来就不正常了，对于人来说，就生病了。还有一种因过度而表现出病态的关系叫相侮，就是反克，也就是有侮辱的意思。例如，木可以克土的，但是土相对太多了，木相对太小了，就会出现土把木给埋了，种个小菜苗，一铲子土上去，苗没了，就是这个意思。人体也是一样。

我们前面陆续介绍过五脏的五行属性，也介绍过阳明燥金的特点，在这儿说一下阳明燥金怎么伤着心脾。

15. 归脾汤如何调治停经

这里的二阳之病发心脾，其中就有燥金侮心火的情况，也就是燥邪太过，相对而言，这是心火不足的，燥就伤心火了。另外，脾本是喜燥的，但是过燥了，脾消受不了，也就伤着了。于是，出现心脾两虚，气血严重不足，月经也就不来了，这时就用归脾汤。这是我的个人理解。

心脾两虚多与情志不舒有关，故而《医学三字经》的作者陈修园老先生与很多医家一样，把"二阳病发心脾"理解为情志因素导致的心脾两虚。在虚痨篇中七情损伤导致的虚痨也是用归脾汤治疗。总觉得没有说透，或者从三阴、三阳开阖枢理论中进行解说。

16. 三阴、三阳的开阖枢

《黄帝内经》曰："是故三阳之离合也，太阳为开，阳明为阖，少阳为枢。三经者，不得相失也。搏而勿浮，命曰一阳。""是故三阴之离合也，太阴为开，厥阴为阖，少阴为枢。三经者，不得相失也。搏而勿沉，名曰一阴。阴阳冲冲，积传为一周，气里形表而为相成也。"意思是三阳的离合是太阳主表为开，阴明主里为阖，少阳介于表里之间为枢。但三者之间，不是各自为政，而是相互紧密联系着的，合称为一阳。三阴的离合是太阴为开，厥阴为阖，少阴为枢。三阴密切相关，互相协调，合称为一阴。阴阳之气互相交融，流注全身，运行不息，由表及里，由里出表，气运行于里，形立于外，相辅相成，相互联系，形成阴阳离合，表里相成。

问：具体怎么理解开阖枢呀？这还是不太明白。

答：开阖枢就是阴阳在身体内运行的功能特点分析。

先说开，开就是开放，对气的作用就是布散。表为阳，里为阴。太阳主表，有足够的阳气能够化寒水，将阳气布散在体表；太阴主里，能运化，将人体所需要的精气布散于体内，所以太阳、太阴为"开"。《黄帝内经》对膀胱功能的论述可见一斑，即"饮入于胃，游溢精气，上输于脾，脾气散精，上归于肺，通调水道，下输膀胱，水精四布，五经并行，合于四时五脏阴阳，揆度以为常也"。您看，这精气上输于属太阴的脾，靠脾气散精，到同属太阴的肺，再通调全身水道布散；水都下输膀胱，水精得以四布。太阴、太阳的开的作用就体现出来了。

同样的，属太阳的小肠，被称为"受盛之官，化物出焉"，膀胱被称为"州都之官，津液藏焉，气化则能出矣"，这里不管是受盛化物，还是藏津液气化能出，都是要表达接收来的阴气，转成阳气布散开来的意思。

再说阖。阖是从阳到阴或者从阴到阳的，阳气或阴气布散之后，阳要转为阴，阴要转为阳，才能阴阳交融，生生不息，故要有变化。我们前面说过了，阳明是两阳合明，也就是收敛关闭，转而化阴了。《黄帝内经》中称大肠为传道之官，"变化出焉"，也就是说由阳变阴。胃是"脾胃者，仓廪之官，五味出焉"。我们都知道，气属阳，味属阴，吃的东西进入胃里面以后，属阳明的胃将阳的气阖成阴的味，而阴的味再由属太阴的脾散布出去，正好形成了阴阳开阖的连接。厥阴是两阴交尽，阴尽而生阳。而属厥阴膻中，也就是心包，被称为"臣使之官，喜乐出焉"，臣使也是交换信息的；肝是"将军之官，谋虑出焉"，将军也是负责阴阳双方局势变化的。另外，不管喜乐，还是谋虑都是精神活动，属阳，也是厥阴由阴转阳的作用体现。阳明、厥阴为阖，主管阴阳出入的变化。

最后说枢。在开与阖之间是要有枢转的，枢就是枢转的关键。少阳、少阴就处于枢的位置。有了这个枢，才能将气的布散与转化连接起来。因此，胆是中正之官，"决断出焉"，并用"凡十一脏，取决于胆也"来说明枢的重要性，而属少阴的心是君主之官，"心主神明，主明则下安，主不明则十二官危"也是说明枢转的重要性。

也就是说，太阳之气通过少阳转枢入阳明，阳明将阳气阖入里成阴；太阴将阳明阖入的阴再布散在体内，阴再通过少阴的转枢调配，进入厥阴，再由厥阴转阴为阳，融入太阳。

人体的阴气和阳气就通过三阴三阳的开阖枢形成循环。在这儿，二阳之病发心脾，可以理解为阳明阖转入阴时出了问题，负责三阴开的太阴脾和负责枢转的少阴心都会出问题，那气血就不足了。或者也可以直接点，阳明燥金侮火，阳明阖由阳转阴不正常又伤主开的太阴脾。

大家实在不理解，仅根据症状来用这个方子。凡是有心慌、健忘、睡不着觉、睡觉时爱出汗等心阴不足的表现，也有吃得少、全身没力气、面色萎黄等脾虚的表现，这时候都可以用。

现在有成药叫归脾丸。很多现代医学诊断为"神经衰弱"、心脏神经官能症的都可以吃这个药，部分功能性子宫出血、抑郁症或焦虑症，如果表现出来上述的症状也可以用。

问：我看看自己是不是也可以吃点，最近学习很用功，感觉有点睡不好觉，不爱吃饭。再说一下《医学三字经》中的"兼郁结，逍遥长"，是说情绪不好就用逍遥散吧。逍遥散是一个疏肝解郁的方，具体的还是需老师来分析，我只是知道一个皮毛，认为一生气就可以吃逍遥丸，这样对不对？

17. 逍遥散调心情

答：你已经很厉害了。这里的"逍遥"主要指逍遥散类的方子。女性因月经，每个月肝血都要重新调整，再加上心思细腻，想得太多，很容易情绪波动。若情绪波动过大，肝主疏泄、主藏血的功能就会失调，月经不调、痛经也就成了常见问题。这时，可以使用逍遥散类方治疗，如我们平时常见的有成药逍遥丸。

问：逍遥散里有什么？

答：逍遥散现在有很多个版本，《医学三字经》依据的是张景岳的版本。方中有当归 9g、芍药 4.5g、熟地黄 15g、炒酸枣仁 6g、茯神 4.5g、远志 1.5g、陈皮 2.4g、炙甘草 3g，共同研末。并且附这个方子的时候，还解释说，"按方虽庸陋，能滋阳明之燥"，就是说这个方子为救燥伤而来。再没有过多的解释，也是对二阳之病发心脾应当从阳明燥金分析做了一个佐证。

现在的成药逍遥丸中有柴胡、当归、白芍、炒白术、茯苓、炙甘草、薄荷、生姜，已经不是用于因燥伤兼有郁结的。方以柴胡疏肝解郁，使肝气条达，作为君药；当归甘辛苦温，能养血和血，白芍酸苦微寒，能养血敛阴，柔肝缓急，当归、白芍与柴胡同用，能补肝和血，共为臣药；木郁不达会致脾虚不运，用白术、茯苓、甘草健脾益气，既能实土以抵抗木侮，还能使营血生化有源，共为佐药；薄荷辛凉，能疏散透达肝经郁热，生姜能温运和中，也能帮助散郁，两味药是佐药；甘草还能调和诸药，兼为使药。所有这些药合用，能使肝郁得疏，血虚得养，脾弱得复，气血兼顾，肝脾同调，用于治疗肝郁脾虚导致的各种疾病。您吃的应该是这个。

问：明白了，那我生气了就吃逍遥丸呗？

答：您说得很关键，是生气导致的用此方。

问：加味逍遥丸和逍遥丸有什么区别呢？

答：主要区别是加味逍遥丸治疗有火的。加味逍遥丸又名丹栀逍遥散，比逍遥丸多牡丹皮、栀子两味药，这两味药都有清热的作用。逍遥丸可以用于突然烦心事情导致的情绪不畅，肝气不疏的肝气郁结；加味逍遥丸就可以是生气时间长了，导致郁而化热，出现肝火的时候。您也可以理解成生气生大了，用加味逍遥丸。

问：那这两个"怨妇神药"是不是只能女生用，因为女生太爱生气了？

答：当然不是。男性由于工作和生活压力过大，情绪不畅，导致的吃不下、睡不好，郁闷不乐，全身没劲的，也可以吃点逍遥丸。如果还有点火气，可以吃点加味逍遥丸，效果也很好。逍遥丸不是妇科专药，根据文献记载，它不仅能够用于失眠、脂肪肝、更年期综合征等男性患者，而且可以用于慢性前列腺炎、遗精等男科病。"逍遥丸"这个名字听起来带着几分仙气，逍遥自在、身心舒畅亦是现代很多人梦想的生活状态，其由来与《逍遥游》不无关系。众所周知，《逍遥游》是庄子学说的代表作，其中有"独与天地精神往来而不敖倪于万物，不谴是非，以与世俗处"的论述。意思是人往来于世界，不傲视万物，不要搬弄是非，才能融入社会，才能逍遥自在。

其实这个药名也是提醒大家，别在意那么多，豁达一点，也能有与逍遥丸一样的作用。

18. 孕、产的学问

问：对于女性来说，是不是调整好月经就可以考虑生孩子啦？

答：还需要有个好对象，结婚才行。

对于女性来说，月经正常是怀孕最基础的事情。《医学三字经》中说"种子者，即此详"，就是说要怀孕生孩子，可以根据以上方法先调理月经。女性月经若是准备好了，再就是找对象和结婚的问题。

有个好对象并结婚，这个好对象先得是男性，再是身体健康，后是俩人情投意合，最后还得符合国家规定。大家知道，近亲肯定不允许。另外，还要达到法定结婚年龄。我们国家法律规定的结婚年龄是男性不能小于 22 周岁，女性不能小于 20 周岁。

问：等等，老师，我特别好奇为什么这么规定？按照《黄帝内经》中讲的，正常情况下，女性 14 虚岁来月经了，就有可能生孩子；男性 16 虚岁基本也具有生孩子的能力。在此之前七八年都有性别意识了。况且现在，物质条件这么丰富，孩子们大多发育得早，这么长时间要控制性冲动，您觉得是不是有点儿难为大家了呢？

答：哈哈哈，我正要讲解。其实国家法律规定是要保证优生优育的。您看，《黄帝内经》中对女子的身体发育情况是"三七，肾气平均，故真牙生而长极。四七，筋骨坚，发长极，身体盛壮。五七，阳明脉衰，面始焦，发始堕"。也就是说女性三七，21 虚岁，肾气才能达到最高峰的平台期，智齿长出来而且身体发育达到顶峰。这时候才发育到最佳状态，您说国家规定到这个年龄段才允许结婚，是不是为了优生优育呀？这时生孩子才能给孩子最好的生物学上的遗传体质，因此，女性最佳的生育年龄是在 21—28 虚岁。到年龄结婚就结婚，婚后两年不避孕，还没生孩子绝对是不孕症。到 35 虚岁时，阳明脉连的是胃和大肠，阳明脉衰，表明胃和大肠的气血不足，阳明脉在头面部交接，分布在面颊，它的气血不足了，面色自然也就不好了；发为血之余，血不足，头发也就开始掉了。这时候的女性就需要注意保养了，在此告诉大家，关键是养脾胃，只在脸上下功夫不太好使。

问：太好了，您这一说我明白自己要怎么保养了，哈哈。我也明白了，女性到 35 岁就算是高龄产妇的原因。这是个大概年龄。这个年龄自己都需要保养了，生孩子也就很难给孩子好的遗传体质了。生完了以后，气血大伤，恢复也很难的。临床见过太多了，产后抑郁是不是也与此有关？女性是这样，那男性呢？

答：您说得很对，现在产后抑郁高发也与生育年龄大有关，还有其他问题，在产后部分再给大家说。男性"三八，肾气平均，筋骨劲强，故真牙生而长极。四八，筋骨隆盛，肌肉满壮。五八，肾气衰，发堕齿槁"，说明男性最佳的生育年龄是在 24—32 虚岁，40 虚岁后肾气就开始衰败了。肾，其华在发，主骨，而齿为骨之余，也就是牙齿也是骨头。当肾气衰败了，自然头发就明显掉了，牙齿也就没光泽了。这时候关键是养肾。现在有很多人由于房事过多，或者用脑过度，都可能将这一过程提前，所以大家会关注发际线，其实这只是在外面大家能看到的，还有看不到的，大家可以根据前面说的藏象的内容进行分析。

问：我明白了，也难怪男的那么注意补肾。想问一个问题，以前想提前结婚生孩子的人多，但现在，随着社会发展，避孕措施有效性提升、女性教育水平提高、社会转型、价值观改变、三胎政策放开等因素，女性生育年龄延迟成为一种趋势。这会有什么问题？

答：如今社会对于女性来说，压力确实是越来越大，生育年龄也越来越大，问题也会增多。这不仅是我们国家的难题，也是全世界的共性问题。有研究显示，女性生育第一胎的年龄在逐渐升高，1970—2000 年，日本的平均初产年龄由 25.6 岁延迟至 28 岁，美国由 21.4 岁延迟至 24.9 岁，超过 35 岁生育的比例也大大增加了。2016 年张银峰等人的研究显示，我国的生育年龄也由 1995 年的 23.49 岁上升至 2012 年的 25.78 岁。而且，北京大学第一医院妇产科的刘佳、徐阳做的研究发现，高龄产妇的妊娠期母体合并症如高血压、糖尿病发生率升高，妊娠期并发症如流产、早产、前置胎盘、死产、胎儿生长受限发生率也明显增加，不良妊娠结局如低出生体重儿、高出生体重儿、新生儿死亡、先天畸形的发病风险上升。

因此，请大家该做什么事情的时候做什么事情，人是社会动物，人类生存的意义在于让这个世界变得更美好。为了让这美好延续下去，请大家合理安排自己的人生，关键的是家庭计划。

19. 闭经的中西医界定

问：听您这么一讲，是得好好计划一下。早一点明白这些道理，大家自然就会好好考虑了。《医学三字经》中接着介绍的是"经闭塞，禁地黄"，指月经迟迟不来的时候，甚至闭经的，不能使用地黄这类的滋腻药物。什么是闭经？人不是到一定年龄就会闭经了吗？这是不正常吗，还是说这时候就不能吃滋补药？

答：女性到了一定年龄都会月经停止，叫绝经，即《黄帝内经》所言的女子"七七任脉虚，太冲脉衰少，天癸竭，地道不通，故形坏而无子也"。也就是说，女子从十四岁开始来月经，到四十九岁任脉的气血开始虚弱，太冲脉开始衰退，天癸枯竭，就绝经了，体形也就走样了，不能生育了。这里的绝经是正常现象，不叫闭经。原文中的经闭塞的"闭经"是一个病理现象，是正常该有月经时，却不迟迟不来的疾病。

西医学将闭经分为原发性闭经与继发性闭经两种。原发性闭经是指女性年逾 16 岁，虽有第二性征发育但无月经来潮，或年逾 14 岁，尚无第二性征发育及月经。继发性闭经是指月经来潮后停止 3 个周期或 6 个月以上。本病以持续性月经停闭为特征，临床常见，属于疑难性月经病，病程较长，病机复杂，治愈难度较大。

原发性闭经较少见，往往由于遗传性疾病或者是先天性发育缺陷，30% 的女性还会伴有生殖道的畸形，多见于米勒管发育不全综合征及性腺发育不全患者。继发性闭经病因复杂，根据控制月经周期的 4 个环节，以下丘脑闭经最为常见，然后依次为垂体、卵巢及子宫性闭经。继发性闭经发生率明显高于原发性闭经。

闭经应在明确病因的基础上进行治疗，激素缺乏的患者可采用激素补充治疗，存在肿瘤或是结构发育异常的患者可通过手术修复，发生感染的患者可选择合适的抗生素治疗。部分疾病可能会影响患者的生育功能，有生育要求的患者可采用捐赠卵子和辅助生殖技术。

20. 闭经的中医病因

问：中医学理论中闭经是什么原因导致的呢？

答：古人对闭经早有认识，早在《史记》中就记载了治疗闭经的医案。《黄帝内经》中有"女子不月""月事不来""血枯"等论述，指的就是闭经。这说明闭经早就作为一种疾病引起了医家们的重视，之后的医家在各类医学著作中都谈到过闭经。古代医家认为，闭经既是病名，也是一个症状。古代闭经有很多的名称，如"女子不月""不月""月事不来""血枯""不月水""月使不来""月信不来""亡经""月水不来""经水不通""经（水）断""血断""经水不下"等。您如果看到了，就知道，这些都是指的闭经。

中医学认为，不同年龄段，生理特点不同，闭经会呈现出不同的特征。

青春期的女性会因"天癸已行而忽不行"，表现出闭经的现象。大多是因为少女不懂经期调护，经期受凉，或不能节制饮食，误食生冷，导致寒邪直中。寒主收引，寒凝血瘀，经脉不通，出现闭经；或者是本来脾胃功能就弱，营养又跟不上，气血生化不足，月经没有血可以下，而引起闭经。

生育期女性闭经大多因为生育后气散血虚；或因房劳过度，伤及阴血；或者喂奶时间太长，从而伤其血液，又没有很好地调养，气血不足，没有血可下出现虚证的闭经；也有因为心情不好，导致气滞血瘀，闭阻不通，出现实证的闭经；也有因思虑过度，饮食不节制，或劳力过度，导致脾虚，脾虚不能运化水湿，痰湿内生，痰湿阻滞经络而导致闭经。这种不是因为没血，而是因为痰堵了。

总的来说，主要是因为瘀或者虚。

问：知道原因，我们怎么调整治疗呢？

答：根据不同症状，瘀就通，理气活血，温经通脉，或祛痰行滞，来疏通冲任的经脉、精血的通道；虚就补，如用补肾滋肾、补脾益气、大补气血等方法，来补充精血的源头。通常情况下，攻中有养，千万不能一味地滥用攻破和峻补的方法。这里的"经闭塞，禁地黄"主要是告诉大家要与前面的"二阳之病发心脾"的月经不来进行区别。前面是用归脾汤来补虚，需要的话也可以加补肾的地黄；这里强调的是治疗思路，闭经实证都有瘀堵，得把瘀清除了才能更好地吸收进补的东西。地黄，无论是生还是熟，虽然性味上不同，生地黄甘寒，具有清热凉血、养阴生津的功效；熟地黄甘、微温，具有补血滋阴，益精填髓的功效。两者都会有滋养收敛的特点，会使瘀堵更重，经血更不能下了。有痰湿的就更不能用滋腻碍脾的熟地黄，《本草蒙荃》有"夫补血剂，无逾地黄、当归，若服过多，其性缠滞，每于胃气亦有亏尔"的论述。本来痰就没祛，再碍胃了，还能生痰，这是使病情更严重了，所以不能用。因此，闭经的人也需要多活动，不能只吃补品，尤其是少吃燕窝、银耳、鲍鱼之类养阴的补品，越补越堵，月经越下不来。

问：四物汤里也有熟地黄呀，难道不能用了？

答：这还得看情况，前面说了，强调的是实证的闭经。即使熟地黄质地黏腻，会碍胃助湿，但不能绝对化。这一般是指胃虚或痰饮内盛等特别情况而言。南京中医药大学张成铭先生认为，对脾胃虚弱，湿盛气滞的，熟地黄的确会滞气助湿，增加腹胀不爱吃饭的感觉，而对痰浊在肺，有咳嗽有痰，气喘，但吃东西正常的，没有明显的妨碍，并且就"虚痰"来说，还有非熟地黄不能消的说法。另外，临床对于虚实夹杂的痰喘患者，经常补肾、化痰、润燥一起进行。还是那句话，先辨证，然后对症治疗，进行正确的配伍才可以。

21. 孕吐的正确认识

问：明白了，辨证，具体问题具体分析。后面说"孕三月，六君尝"，是说怀孕三个月之内，有呕吐症状的时候，用六君子汤吧？为什么要喝药呢？孕吐不是怀孕的正常现象吗？怀孕期间不是不能吃药吗？

答：您对原文的解释很正确。

西医学认为孕吐是早期妊娠的普遍发应，怀孕后体内的人绒毛膜促性腺激素（hCG）水平升高，刺激机体产生呕吐反应，激素水平越高，呕吐越严重。大部分的妈妈怀孕后，在妊娠第6周左右就逐渐开始出现食欲不振、轻度恶心、呕吐、头晕、疲倦等早孕症状，是一个正常的生理过程。不过也有人怀孕除了能吃，再没别的明显不适。

孕吐会让孕妇很不舒服，许多人就认为这是一个非常讨厌而又难熬的关口。然而，最新研究却表明孕吐反应并不是一件坏事，其实是人体的一种自然保护反应，可使自然界的毒素在怀孕最初3个月不能进入母体，避免造成胚胎发育异常。自然界中的大多数动植物都含有毒素，即使是适合人类食用的小部分也是如此。平时，人体对这些毒素具有抵御和解毒功能，食用后并不损害健康，但正在发育中的胚胎却没有抵抗力，很容易被毒素所伤。因此，胚胎对微量有毒的物质极其敏感，一旦发觉可疑便会"一吐了之"，从而起到保护作用。

问：那孕吐严重了，吃什么都不行，就是病了吧？

答：是的，这是不正常的。西医学称为"妊娠剧吐"，应该及时治疗，防止孕妇脱水、体重下降，以免影响到胎儿，使胎儿吸收营养不够，出生的时候体重过轻，或者出现其他的发育不良。对于持续性呕吐并酮症的妊娠剧吐孕妇需要住院治疗，包括静脉补液、补充多种维生素、纠正脱水及电解质紊乱、合理使用止吐药物、防治并发症等。妊娠剧吐的治疗更多依赖于药物的控制，对于孕妇来说，病情的延误也往往是考虑到用药的安全性。有研究表明部分药物与胎儿畸形、锥体外系不良反应有关，要慎重考虑后使用。尽量选择相对安全的药物进行治疗。

中医学称这种情况为"妊娠恶阻""子病""妊娠呕吐""阻病"等。往往是因为平常肝火就大，怀孕后，由于大量的血聚在子宫里养胎，肝里面的血不太够了，就敛不住肝阳，肝阳上亢，并且横冲直撞，碰到了胃，导致胃不能正常向下运送食物。《女科经论·恶阻》认为"妊娠呕吐属肝夹冲脉之火冲上"。或者是孕妇本身是脾胃虚弱，怀孕后，月经血不排了，还有好多的气血聚在子宫里养宝宝，胎儿还保持着不断向上的趋势，气往上顶，胃气向下送食物的力量被上冲的气势给冲没了，气还向上走就吐了。

问：那我们就用六君子汤来治疗。我听说过四君子汤，六君子就是四君子再加两味药吗？

答：哈哈哈，你说得对。它们确实是一家，还有香砂六君子汤，都是从四君子汤为基础再加上几味药得来的，可以说四君子是爷爷，六君子是爸爸，而香砂六君子就是宝宝。我们先从爷爷说起吧。四君子汤有人参、白术、茯苓、炙甘草。方中人参甘温，益气补中为君药；白术健脾燥湿，合人参以益气健脾为臣药；茯苓渗湿健脾为佐药；炙甘草甘缓和中为使药。四味都是平和的药物，温而不燥，补而不峻，故名"四君子"汤，以显示这方子药味平和中正，主持辅助正气，如同君子一般。是不是很有意思？没有叫四大金刚，说明药性不生猛。该方组成，简直是太经典了，可以说是补气的"祖方"，后世补气的方子，大多是在该方的基础上加减形成的。四君子主要是调理以全身乏力，不爱吃饭为主的气虚体质的，作用是益气补中，温养脾胃。

后来，在临床中，人们对四君子汤越用越顺，就开始在这个方子的基础上开始盖楼了，就有了六君子汤，比四君子多了陈皮、半夏两味药，增加了方子的行气化痰的作用。六君子汤用于脾胃阳气不足，痰湿阻滞的情况效果较好，与四君子汤相比，除了补气，还兼有理气化痰的作用，补而不滞。有人会考虑半夏，辛温，有毒，能燥湿化痰、降逆止呕、消痞散结，孕期使用会对胎儿造成不良影响，可能引起流产并导致不易受孕，或者损害母子等问题。但不知道的是中药的配伍很重要，半夏与人参、白术合用，是安胎、止呕、进食的好药。所以，在这里用六君子汤没问题。另外，还可以使用香砂六君子汤。

问：香砂六君子汤的组成和作用是什么呢？

答：香砂六君子汤由人参3g，白术6g，茯苓6g，半夏3g，陈皮2.5g，广木香2g，砂仁2.5g，炙甘草2g，生姜6g组成，也就是在六君子汤的基础上又加上了木香和砂仁。

木香性辛温，既能行气止痛，又可健脾消食；砂仁化湿开胃、温脾止泻、理气安胎。木香、砂仁的加入，使得全方益气行气的作用加强，对于脾胃气虚，导致气机壅滞的，效果更好。

问：西医学研究发现，吐是为了把毒素排出去。这要是将吐止住了，会不会把毒素给留身体里面，对孕妇和胎儿不利呀？

答：哈哈，这您不用担心，因为中医会提高身体的解毒能力，并且帮助身体把毒素排出去。体内的痰湿对人体来说就是毒素，痰湿不祛除，不仅会继续对孕妇造成不良影响，还会影响到胎儿的发育，健脾化湿的过程就是排毒的过程。只不过中西医表述不同而已。

22. 保胎的西医观点

问：哦，那我就放心了。现在社会各方面诱惑这么多，不熬夜对我们来说，就有点困难。孕吐解决了，还怕保不住，出现问题，如果怀孕期间腹痛怎么办？是不是孩子要掉？

答：您担心的孩子保不住的情况，西医叫先兆流产，是指妊娠不满 28 周，出现阴道流血、腹痛或腰背痛等症状。妊娠 12 周内为早期先兆流产，其后的称晚期先兆流产，越是怀孕早期，出血量越多的流产可能性越大。病因有胚胎因素、母体因素、父亲因素和环境因素，其中胚胎染色体异常是早期流产最常见的病因。治疗以休息、补充营养，孕激素不足的给孕激素治疗，积极控制基础疾病，进行保胎治疗。

问： 孩子染色体异常或父母有疾病的都需要专业的鉴定和治疗，我们无法掌握，但可尽量避免，哪些环境因素可能会引起流产呢？

答： 环境因素有过多接触放射线和含汞、铅、苯、甲醛、镉、氯丁二烯、氧化乙烯、乙醇等化学物质；物理因素（如噪声、放射线、高温等）可直接或间接对胚胎或胎儿造成损害而致流产。化学物质除了我们熟悉的被用于装修的材料、各种合成橡胶中，还在洗涤、制药、印染等行业广泛使用。这也是所有天然材料都比较受欢迎的原因。除此之外，一些危险因素需要大家提前认识到，尽量避免。

一是孕妇与配偶的年龄大于 35 岁会增加先兆流产的风险。还是前面说的，在最好的年龄生育，可以避免很多不必要的麻烦。

二是连续两次或多次先兆流产的女性发生先兆流产的风险较高。而那些连续三次或三次以上流产的，还会形成习惯性流产。因此，女性流产一定要慎重，流产对身体会造成损伤，反复流产还会造成终身遗憾。保护好自己的身体是必要的。

三是妊娠期如果手术，或直接撞击腹部，或性交过频，或心理过度紧张、焦虑、恐惧、忧伤等不良刺激，都可能导致流产。物理性的损伤大家一般都会避免，精神上的损伤一定也要注意。临床有因精神刺激流产的，还有没流产，但因为怀孕期间父亲过世，忧伤过度，孩子出生后自闭的。谁也不能说这两者之间没有关系。

四是孕妇体重过轻或超重与先兆流产的风险增加有关。所以，体重适当调整。大家可能觉得肥胖不容易受孕。提醒大家一下，体重过轻也不行。

五是不良习惯，如孕妇过量吸烟、酗酒、过量饮咖啡等，均可能导致流产。我想大部分想当妈妈的都会尽量避免这些不良习惯。

23. 安胎的中医方法

问：中医对这个问题是怎么认识的呢？

答：中医学称这种情况为"胎动不安""胞漏"或"漏胎"。《医学三字经》中说"安胎法，寒热商"，就是告诉大家，如果孕期出现出血或者腰痛、腹痛的，先要分清是寒还是热，再进行治疗。也就是说，导致胎动不安的原因有寒有热。

很多医生容易将胎动不安与"胎火"直接联系在一起，认为热会迫血妄行，导致出血，要用清热的方法治疗，只想着用白术、黄芩这类安胎圣药，不考虑其他可能性。

这里要说明一下。

"胎火"是体质偏燥热型的孕妈妈孕早期最容易出现的情

况，容易口渴，口干舌燥；或者精神萎靡，睡不着觉，皮肤容易长痘痘；还会觉得手心、脚心发热发烫；平时便秘，小便量少色黄；嘴唇易出血，容易发热。再表现出胎动不安的"腹痛、下血、腰酸、下坠"的四大症状，出血的血量偏多，血色深红，或鲜红。如果是这种情况，那平时就可以吃点偏凉性的食物。

寒邪也能导致胎动不安，以虚寒居多。临床表现是怀孕时经常吐酸水，或者恶心、呕吐，还感觉腹部胀，平时喜欢吃热的，怕凉的，容易腹泻，摸一下就能感觉到腹凉，脉沉细。这种胎动不安出血量少，色淡。可以用温胃饮、理阴煎之类方子治疗，平时吃些偏温热的食物。

说到底就是调平衡。

24. 中西医看难产

问：这胎保住了，到生的时候还要过一关。产科医护人员经常会说一句话，生孩子很多时候是一命换一命，只要是生完了大人孩子都平安，那就是最好的。现在在产科只关注孩子，不关心产妇的现象真让人心寒。希望大家学习过后，对产妇能再好点。生产的时候如果不顺利，西医往往就采用手术治疗了。中医有什么办法吗？

答：是的呀！都说生孩子的疼痛是世界疼痛之最，现在那么多让男性体验生产痛的方式，对男性理解产妇有一定的帮助，更关键的是让大家具备一些医学常识。您说的生产的时候不顺利，中医和西医都称为难产。

难产，西医又称异常分娩，主要特征为分娩过程受到阻碍，产程延长。影响分娩的因素有很多，包括产力、产道、胎儿及社会心理因素，这些因素往往相互影响。难产大多发生于身材矮小、肥胖的孕妇，还有那些产妇对分娩有顾虑，或者有强烈的喜悦、期盼、担忧等情绪，都可能导致难产。我们要做的是，尽量解除产妇的顾虑，安抚好其情绪，治疗上试产后可以采用剖宫产的方式。

从中医学来看，难产主要是气血失调导致的，有虚证、实证两种情况。虚证是气血虚弱，导致没有力气往外推动胎儿，出现难产；实证往往是因为气滞血瘀妨碍胎儿外出，出现难产。

气血虚弱的人，有的是平时体质虚弱，有的是生产的时候，用力过早，力气消耗太多；有的是性生活太多，耗散气血；有的是胎膜提早破裂了，羊水流干，产道涩滞，孩子出不来，导致孩子缺氧或者孕妇大出血，严重的可能导致大人或孩子死亡。因此，生产的时候要听医护人员指导，不能过早用力；孕期性生活尽量减少；尽量避免气血损伤。另外，生之前一定要吃点东西，补充体力。

气滞血瘀的人，大多是由于过度紧张；或者怀孕的时候活动太少，气血不通畅；或者是受凉了，寒凝导致气血郁滞，造成难产。因此，孕期要注意运动，注意保暖；生之前，产妇要注意调节好情绪。

问：出现难产中医怎么治呢？

答：《医学三字经》中说"难产者，保生方"，告诉大家，这些情况，可以使用保生无忧散益气安胎，通常在临产前服用一两剂，自然顺利。对于那些各种的胎位不正、横生、倒产、浆水太早、交骨不开，几天不生的，服用二三剂也有效。

保生无忧散的药物组成为当归 4.5g、川芎 6.6g、酒白芍 3.6g（冬月用 3g）、川贝母 3g、黄芪 2.4g、菟丝子 4.2g、姜厚朴 2.1g、艾叶 2.1g、荆芥穗 2.4g、枳实 1.8g、羌活 1.5g、甘草 1.5g。当归、川芎、白芍养血活血，血脉通畅，使恶露不至于堵塞，产妇体内血脉通畅；枳实可以破气消积，荆芥穗味辛，性微温，归肺、肝经，调畅气机，这两味药一起使胎儿的生产过程中气道通畅；川贝母、菟丝子最能运胎顺产，加黄芪可以扶助元气，元气旺，生产的时候胎儿转运有力；姜厚朴苦、辛，温，归脾、胃、肺、大肠经，能燥湿消痰，下气除满，既能安胃气，又能助胎儿下降；艾叶温暖子宫，使子宫内气血通畅，胎儿就活动灵活；羌活辛、苦，温，归膀胱、肾经，能祛风散寒，振奋膀胱和肾经经气，肾司前后二阴，膀胱与肾经经气振奋，利于胎儿顺利产出，能疏通太阳，太阳经脉最长，太阳经气顺，其他经都会顺势动起来；甘草调和诸药就可以使胎儿顺利产出来了。产妇气血通畅，气能下行；子宫内气血通畅，胎儿转运有力。母子一起调，自然孩子就顺利生出来了。

正常自然分娩的时候，是头先出来，然后身体全出来。有的孩子是手先出来，那是横生；有的是脚先出来，那是倒产。还有屁股先出来的，这些都是胎位不正引起的。如果产前检查发现胎位不正的，需要纠正胎位不正；如果到生的时候才发现，也都可以用保生无忧散调治。

25. 加味芎归汤的使用注意

问：如果是交骨不开的呢？

答：《医学三字经》中说"开交骨，芎归乡"，告诉大家，交骨不开的人，可以用加味芎归汤。

这里的交骨，西医指耻骨联合，也就是小腹部正下方横着的骨头。交骨就像是一扇门，平常处于闭合状态，只有生孩子时才打开。您说的生孩子时交骨不开，就是指这个地方没打开。当然，生孩子的时候，骶尾关节也会有松动，最主要的是前面的骨头。交骨的开合与人体的气血紧密相关，只有气血充足，交骨才能开能合。如果血旺气衰，就会造成即使胎儿已经下到底了，但是门开不了，孩子出不来；如果气旺血衰，这个时候会出现门开了，但胎儿却离门口很远。也就是说，气足能打开门，血旺能使胎儿往门口移动，只有气血都充足才能顺利生出来。

这时，为开交骨，就用加味芎归汤。《医学三字经》里的加味芎归汤有川芎9g，当归身15g，生龟板9g，经产妇头顶的头发一把，烧成灰一起煎。这里面最麻烦的是经产妇的头发，也就是生过孩子的女性的头发，还要个特殊部位的，有取类比象的意思，但不容易弄到，也就不用了。中医很多用药很奇特，作用机制目前还没有完全弄明白，但因为它不方便操作，大家也就不用了。

现在有很多其他版本的加味芎归汤，名称虽然一样，但作用不同。咱们就看看妇科代表作《傅青主女科》中的加味芎归汤，方中有人参、当归各 6g，升麻 2.4g，川芎、黄芪各 3g，炙甘草 1.2g，五味子 15 粒。这个方子就不是开交骨的，而具有补益气血、升阳举陷的作用，主要治疗产后子宫不收，产门不闭的，也就是生完孩子后子宫收缩不良的。

对于交骨不开的，在《傅青主女科》里有另一个方子，叫降子汤，方中有当归 37g、人参 15g、川芎 15g、红花 12g、川牛膝 9g、柞木枝 37g。并告诉大家，用一剂即可。

这个方子中用人参以补气，川芎、当归来行气补血，红花可以活血，牛膝可以引气向下降，柞木枝可以开交骨，这样在补气血的基础上开交骨，效果更好。如果单用柞木枝也能开骨，但不补气血，恐怕开交骨后，不容易合上，会有下部中风的问题。如果胎儿还没到门口绝对不能单用柞木，但是用降子汤就不怕了，它能补气血，也就是说如果想单用柞木，必须等胎儿已经到门口了才可以用。

因此，大家不能只看方名，还要看组成，同一个方名，组成不同，效果可就不一样了。

问：产前怎么做才能防止交骨不开呢？

答：正常情况下，交骨都是闭合的，防止腹内的肠子掉出来。交骨开启很困难，临产了交骨不开，大多是因为精血耗费过多，或者是脾胃功能太弱，不能生成足够的气血，于是造成气血亏虚。

孕期节制房事这点大家都知道。所以，孕期营养就很关键，从一开始有孕吐就得调好，再注意多吃补气养血的食物，使血充足，一般就不会出现交骨不开难产了。

我给大家介绍个补气养血的食物，小米红糖粥，就是煮好的小米粥加上红糖一起吃。

26. 小米性温性寒的讨论

问：小米性凉，很多脾胃功能不好的人不敢吃。我一位朋友曾跟我说过，她很喜欢吃小米粥，但因为中医说小米性凉，自身胃寒，就不敢再吃了。您说这小米红糖粥她能吃吗？

答：对于小米性凉的问题也是困扰我一段时间的。如果说小米性寒，会伤脾胃阳气，那一直以来的产后喝小米粥的传统是不是有问题？产妇气血虚弱，还需给孩子喂奶，喝小米粥伤阳气，那怎么行？但确实网上有中医说小米性寒的。仔细探究后发现，这个东西还得找感觉，具体分析。

小米，又叫粟米、粟谷、谷子……还有很多其他别名。而《新修本草》中"粟类多种"就告诉大家，小米就像苹果一样，是五谷中的一类，是与大米相对比而言的。小米性寒可能与李时珍有关，他在论粟米的药性及功效时说，"粟之味咸淡，气寒下渗，肾之谷也，肾病宜食之。虚热消渴泄痢，皆肾病也。渗利小便，所以泄肾邪也。降胃火，故脾胃之病宜食之"。李时珍的《本草纲目》影响太大了，导致大多数人认为小米性寒，但据明代兰茂的《滇南本草》记载，小米"主滋阴，养肾气，健脾胃，暖中"。小米又有温的属性了。同是明代的《本草蒙筌》明确小米名称，并且对它有一个更细的论述，即"粟米，新则味咸，陈则味苦。气平、微寒。无毒……北地尤多。日舂为粮，呼曰小米。丹溪云属水与土，因而用养肾调脾。须分新陈，才索效验。新粟米养肾气不亏，去脾热常益中脘；陈粟米止泄痢分渗，却胃热大解渴消。煮粥炊饭最粘，捣饧造酒极妙"。还说"另一种黍米甘温，芦苗似粟非粟。由大暑布种……味俱甘微温……为饭不黏，亦益脾胃"，也就是说，小米有微寒和微温两种性味。

就大暑布种的问题，问了家里种田的老人。老人说小米同样的种，春天布种的做粥做饭发黏，好吃；麦收以后，差不多大暑节气，再布种的，做饭不黏，不好吃。这让我大为清醒，其实就是一个东西，在不同的季节种植，不同季节收获，它的性味可能都会变化。滇南地处中国南部，小米可能有温性，北方种植较多的小米微寒可能性大，但如果种植时间改变，大暑节气种的，也可能性微温。更别说小米的种类很多，性味略有差别，也就正常了。如果说自己脾胃虚寒不敢吃，那大可不必。喜欢吃，那往往是吃了之后会产生一种舒适感，如果是脾胃虚寒，小米性微寒更伤阳气，就会导致胃痛，吃进去不会舒服的。所以喜欢就可以吃点。

之所以给产妇吃，主要是因为它"得天地中和之气最多，与造化生育之功相等"。有人可能还在纠结北方的小米性微寒的问题。提醒一下，大家还忽略了一下问题，就是热着喝的问题，一热着喝，这点微寒的气就补中和了，只取它与造化生育之功相等的内涵了。

再说一下红糖。

红糖有甘蔗做的，有甜菜做的，但都性甘甜、温润、无毒，归肝、脾经，有健脾暖胃、益气补血、缓肝气、解酒毒、活血化瘀等功效。平常说的"女子不可百日无糖"，指的就是红糖，它可以通过"温而补之，温而通之，温而散之"来发挥补血作用。现代研究发现，红糖里含有的叶酸、微量物质等可以加速血液循环，并刺激机体的造血功能，增加血容量。

因此，小米粥加红糖，热乎乎地喝一碗，是一种很好的补养气血的食物。

27. 产前出血与见红的区别

问：太好了，这下可以放心喝小米粥了。女性生产的时候，容易发生很多突发事件，有些还没生就出血了，还不像正常说的见红，孩子就生不出来，怎么办？

答：这叫产前出血。您说得对，它不同于正常的见红。

见红是一种生理状态，是在怀孕满40周了，在预产期前后，一般见红24～48小时内会出现阵发性肚子痛，下来的血颜色暗红，间断性出现血丝，往往伴有黏液，明显较月经量少，预示着马上要分娩。

产前出血是一种病理状态，可以见于孕中期或孕晚期，患者有胎盘早剥、前置胎盘时，产前出血常见。产前出血一般出血量较大。

其中，前置胎盘导致的产前出血，大多发生在妊娠28周后，出血量较多，呈持续性，活动的时候出血量会增加，往往比平时的月经量多，颜色鲜红，没有诱因也没有疼痛，但会感到腰酸或者有下坠感。引起前置胎盘的病因有子宫体部内膜病变，或是胎盘面积较大等。一般有多次流产或是子宫内膜炎症的妇女会出现前置胎盘的情况。大家一定要保重身体，防止这些问题的发生。

胎盘早剥引起的产前出血是胎盘位置正常，只是胎儿生出来之前，一部分或全部胎盘就从子宫壁剥离下来了。正常情况下，胎盘是在胎儿生下来以后的5～15分钟，才从子宫里边分离出来。这种出血有隐性出血、显性出血和混合性出血的分别，临床表现也有差异。隐性出血是因为胎盘剥离多从中央部位附近剥离，胎盘边缘还附着在子宫壁上，导致血没能流出来，而是积在胎盘与子宫壁之间，成为胎盘后血肿，会刺激子宫，使子宫发硬，不能放松。这时，阴道没有明显出血，但有明显的腹痛，临床容易被忽略。显性出血是胎盘从边缘剥离，血液能沿胎膜与子宫壁之间流出来，没有胎盘后血肿，没有内出血存在，往往没有明显的腹痛，但临床比较容易发现。混合性出血，是既有胎盘后血肿又有阴道出血。

28. 出血导致难产的中医治疗

西医因前置胎盘导致的产前出血，孕期不足月的，按照胎漏，也就是胎动不安治疗，让孩子足月了再生出来。而胎盘早剥引起的产前出血的治疗，《医学三字经》中说"血大下，补血汤"，就是告诉大家，这时可以用当归补血汤。因为胎儿在子宫里，就如同小船一样，小船要浮起来，就必须借助羊水的浮力。那些羊水与血液同一来源，如果出血量大，羊水就少了，船就搁浅了，胎儿也就生不出来了，也会导致难产。这时西医是输血，再就是剖宫产；中医是用补血汤，再让她试着自己生。

补血汤由当归 6g 和黄芪 30g 两味药组成。黄芪大家都知道，是补气药；而当归是妇科圣药，活血补血。方中重用黄芪，其用量五倍于当归，可以大补元气，以资气血生化之源，是"有形之血生于无形之气"理论的应用；当归能养血和营，这两味药配合，阳生阴长，气旺血生。气血足，胎盘稳固。另外，气血足，胎儿出生顺利，生完了胎盘也该下来了，就不用担心了。本方还经常用在女性经期、产后血虚发热、头痛，疮疡溃后，总不愈合。

29. 灸至阴纠正胎位

问：我们现在都有产前检查，如果产前检查发现胎位不正，西医会采用膝胸卧位操纠正胎位，就是让孕妇排空膀胱，松解腰带，在硬板床上，俯卧撑，膝着床，屁股抬高，大腿和床垂直，胸部还要尽量接近床面。每天早晚各 1 次，每次做 15 分钟，连续做 1 周。然后去医院复查。通过这种姿势让胎儿的小屁股退出盆腔，借助胎儿重心改变，使胎头与胎背所形成的弧形顺着宫底弧面滑动而完成胎位矫正。这种方式太痛苦啦！怀孕 30 周以后，躺着睡觉都觉得气不够喘的，还倒过头来，成功率太低了。我们有没有什么办法纠正一下胎位呀？

答：您真是想得周全。《医学三字经》中的"脚小指，艾火炀（yáng）"，就是纠正胎位的方法，就是灸产妇双足小趾外侧的至阴穴，可以用麦粒灸，也可以用悬灸。

至阴穴有良好的助产和纠正胎位的功效，是足太阳膀胱经的井穴。足太阳膀胱经从头走到足，到足小趾这儿是最后一个穴位，后与足少阴肾经相接。肾与胞宫有密切的联系，在经络上，肾与胞宫有一条直通的经络联系，《黄帝内经》里有"胞络者，系于肾"的方法。另外，肾脉与任脉交会于"关元"，与冲脉下行那一支并行，督脉还"贯脊属肾"。因此，肾脉又通过冲、任、督三脉与胞宫相联系。在功能上，肾为先天之本，主藏精气，是人体生长、发育和生殖的根本；而且精又是化血之源，直接为胞宫的经行、胎孕提供物质基础，这也是肾主生殖的基础。这样，灸至阴振奋足太阳膀胱经气血的同时，又调节足少阴肾经气血，胎儿得到充足的营养，发育正常，胎位也能得以纠正，有利于顺利生产。

在美国妇产科学院院士撰写的著名的《斯波克怀孕指南》一书中，专门讲述了艾灸至阴穴矫正胎位。从西医神经反射角度看，至阴穴所在的位置是由腰4至骶5神经根的腓浅神经分支支配的，通过艾灸刺激可以刺激腰4至骶5脊髓神经节段，进而调节相应节段的自主神经功能，改善子宫平滑肌的收缩，起到矫正胎位的作用。

我们进行母兔灸至阴实验时有如下发现。在子宫稳定半小时后，观察正常的子宫电生理波，没有规律，波幅高低不等，有时候很长时间没有动静。然后，灸至阴后，发现电生理波持续规则出现，并且波形柔和，振幅均匀。这告诉我们，孕后期灸至阴穴后，可以使子宫均匀柔和地做舒缩运动，改善子宫的气血供应，使气血充足，保证羊水的质和量正常，胎儿可以正常发育。子宫不断地舒缩运动，相当于给子宫里的胎儿做按摩了，胎儿发育好了，舒服地在羊水里面转悠，慢慢就到了有利于其出生的胎位，胎位得以纠正。孕妇会感觉胎动增多，没有其他不舒服的感觉。

怀孕 28 周后就到医院看看胎位怎么样，如果胎位不正，可以灸一灸至阴。据统计，在这时候用此方法，纠正成功率可达 95%。

问：这么厉害！具体怎么灸呢？

答：找个最佳的时间段，用艾条悬灸即可。足太阳膀胱经经气主的时辰是申时，也就是 15:00—17:00，效果最好。孕妇小便后，仰躺着，宽衣解带，脱去一只袜子，全身放松，感觉胎儿有动静就行。家里人像拿笔写字那样，用艾条点着的那头对准孕妇小脚趾外侧趾甲角后约 0.1 寸的地方，灸就可以了。艾条点燃那头和至阴穴距离大约 2cm，孕妇觉得小脚趾外侧热乎乎的，但不烫。艾灸半小时左右，灸完可以再躺半个小时左右，每日 1 次。孕妇往往会有温热的感觉向上传导，胎儿频繁活动，有时候感觉是胎儿在转身。定期产检，胎位转正了就不用再灸了。

问：您前面说至阴穴的定位是 0.1 寸，0.1 寸怎么定，万一定不准会不会有问题？

答：哦，这是说至阴的定位，在足小趾末端外侧，趾甲角外侧后方 0.1 寸。

　　这里的寸是骨度同身寸，就是指以患者本人体表的某些部位折定分寸，作为量取穴位的长度单位。折定分寸主要有骨度和指寸法两种，也就是说寸的长短是由患者本人的体形大小决定的，不同体形的人，寸的大小不一样。这里只用 0.1 寸，就跟大家说一下拇指同身寸，也就是大拇指的指间关节，这是 1 寸，大家可以大概折量一下，自己的 0.1 寸是多长。再看看小孩子的手大拇指的 1 寸，估计一下他的 0.1 寸是多长。这样多看几个不同年龄和体形的人，估计患者的时候就大概有数了。

　　0.1 寸也有表述成约半个韭菜叶宽。这个韭菜得是自然生长的韭菜，不宽哈。您如果觉得不好找，也不怕，指（趾）甲根部都是有弧度的，您可以沿着小脚趾甲的最外沿向趾甲根方向作一条延长线，再通过趾甲根部最低点向外侧延长线作一条垂直的延长线，两条线的交点就是至阴穴。

　　还不好找，再退一步，艾条灸的时候，艾条的直径相对于足小趾来说，还是足够粗的，点着了以后，一下子，整个足小趾头外侧全都热了，不会灸不到至阴穴的。放心。

　　问：麦粒灸是怎么回事呢？

　　答：麦粒灸是将艾绒搓成像小麦粒样大小的艾炷，穴位局部抹点油，把它竖立起来粘在上面，点着顶端，直接在皮肤上施灸，达到防治疾病目的的一种技术。本法容易烫着，会起疱，出水，形成无菌性炎症，表现出化脓的状态，愈合后会形成瘢痕，又称"瘢痕灸""化脓灸"。麦粒灸刺激量较大，现在一般不用，改用艾条悬灸了。

30. 胎盘不下的治疗

问：哦，那好了。胎位不正的问题解决了，难产的问题基本就没了。那产后有时候胎盘很长时间不下来，怎么处理？

答：您说的问题在西医称为胎盘滞留，有可能是子宫收缩情况不好，子宫下段或宫颈管存在梗阻，胎盘排不出来；也有可能是胎盘与子宫肌层之间关系比较密切，没法自然排出去。这种关系密切的情况，一种可能是胎盘粘连，也就是胎盘和子宫肌壁粘连，比较常见于曾经做过清宫术、宫腔镜检查等宫腔内手术的；还有一种是胎盘植入，比胎盘粘连还严重，是指胎盘长到了子宫肌肉层里面，通常都需要手术把胎盘取出来。如果不及时取出来，或取不干净，会导致产后出血、淋漓不尽、贫血、感染或者出现妇科炎症。

中医学称胎衣不下，或者胞衣不下。胎衣或胞衣，就是胎盘和胎膜的统称，就是胎儿长在子宫里的一个基座和包裹，胎儿在这里面能吸收营养，还能自由活动。《医学三字经》中说"胎衣阻，失笑匡"也就是说，如果出现胎衣不下，可用失笑散治疗。

问：什么是失笑散？

答：失笑散是由生蒲黄 6g，五灵脂 6g 组成。每次服 6g，用黄酒或醋冲服。它的特点是"通"和"散"。

方里的蒲黄辛平，入肝、心两经，生用能破血消瘀，炒用能行血止血，具有止血、化瘀、通淋的功效。五灵脂，又名寒号虫粪、灵脂等，苦咸甘温，入肝经血分，擅长通利血脉，散瘀止痛，可用于瘀血内阻、血不归经导致的出血，如女性的月经淋漓不尽，颜色发紫，血块多，少腹刺痛等。醋或黄酒冲服，是发挥活血脉、行药力的作用，可以加强五灵脂、蒲黄活血止痛的功效，并且祛五灵脂的腥臊味。这两味药可以成为治疗瘀血导致的多种疼痛的基础方。古人用这个方子治疗疼痛的时候，效果显著，患者往往在不知不觉中，疼痛就消失了，由痛苦转而变笑脸了，故名失笑散。

关于失笑散，还有一个故事。据说北宋开宝年间，京郊钱员外的独生女儿出嫁，花轿临门，小姐突发痛经，腹痛如绞，表情痛苦，钱员外无计可施，一筹莫展，一家人慌得六神无主。正在这时，恰有一蔡姓郎中路过，称有妙药可治。只见蔡郎中从葫芦里倒出一匙黄褐色的药粉，嘱取半碗香醋调匀服用。约莫半个时辰，小姐腹痛即止，高高兴兴转身进屋更衣去了。一家人自然喜笑颜开。钱员外拜谢郎中并询问说："蔡先生用的是什么药，竟然如此灵验？"郎中看到一人有病，全家不乐，触景生情，灵机一动，于是回答说："此药可令失笑者转笑，就叫失笑散吧。"

31. 产后如何使用生化汤

问：有意思，失笑散。那生完孩子后大家一般都会喝点生化汤调一下，这是怎么回事儿？

答：这与《医学三字经》里说的"产后病，生化将"有关，本意是产后的疾病多用生化汤，此后大家就索性产后有病没病的都用点生化汤了。

产后病，是指孩子出生后，整个月子期间，产妇所发生的与生孩子有关的疾病，也叫"月子病"。产后病包括产后发热、恶露不下、出血过多、血晕、头痛、咳喘、尿频、腹痛、尿不出来、控制不住尿、便秘、腹泻、积奶、奶水不够、关节痛、自汗盗汗、失眠、情绪低落（也就是现在经常所说的产后抑郁）等。

产后病与生孩子导致气血损伤有关。气血虚弱就容易导致外邪入侵，因虚会致瘀血，本身生孩子过程中也会导致瘀血，这些都会成为产后病的原因。因此，产后病多用生化汤。

方名的由来是产妇生产完，血虚，寒邪易乘虚而入，会出现寒凝血瘀。临床上表现出妇人产后血阻胞宫，恶露不行，小腹冷痛。方子以温经散寒、养血化瘀为主，使新血得生，瘀血得化，故名"生化汤"。

生化汤由全当归15g，川芎6g，桃仁4.5g，炮姜1.5g，甘草2g组成，用童便、黄酒各半煎服。现代用法是水煎服，或加黄酒同煎。

方中重用全当归补血活血，化瘀生新，为君药。川芎辛散温通，活血行气；桃仁活血祛瘀，均为臣药。炮姜入血散寒，温经止血；黄酒温通血脉以助药力，一起为佐药。炙甘草和中缓急，调和诸药，作为使药。这些药一起就有活血养血、化瘀生新、温经止痛的作用。

原方里的童便有益阴化瘀、引败血下行的作用，这是一味入血分的重要药物，现在大家都心理上不愿接受，所以就不用了，实在是可惜。

问：文中说的是全当归？不是写错了吧？

答：方中是用全当归，不用当归片，因为当归不同部位有不同作用。当归头有止血作用，当归身有补血作用，当归尾有破血活血作用。因此，方中用全当归起活血补血的作用。

问：原来是这样，真的是每一小点都要注意呀！中医真的是博大精深。我们还有什么要注意的？

答：生化汤主要针对的是瘀血带有寒凝的产妇，借助黄酒的行散之性，配合当归、川芎增强活血作用。但并不是所有产妇都符合这种证候，瘀血下得挺顺畅的产妇，如果服用生化汤可能会导致出血过多。因此，产后使用生化汤要经过医生辨证确认才可以。

32. 辨证论治是关键

问：您多次提到"辨证论治"，具体什么意思呢？

答：辨证论治就是把望、闻、问、切四诊所收集的症状和体征，通过分析、综合，概括、判断这个病到底是哪种性质的证，再根据辨证的结果，确定相应的治疗方法的过程。大家可能听说过同病异治和异病同治吧。"同病异治"，是指同一种疾病，所表现出证候不同，因而采用不同的治疗方法。"异病同治"，是指几种不同的疾病，出现同一性质的证候，因而采用同一种方法治疗。证同治同，证异治异，是中医临床论治的基本规律。

其实我们上面说的这些都是中医治疗的常规，就像《医学三字经》中说的"合诸说，俱平常，资顾问，亦勿忘"，大家知道了这些常规用药，关键的还是要辨证论治。

33. 孕期用药学张仲景

问：这些是常规，那高深的在哪儿呢？

答：在张仲景处。《医学三字经》中说"精而密，长沙室"，讲的就是妇科疾病治疗的精密方法，都在张仲景理论中。张仲景的《金匮要略》中有"妇人妊娠病脉证并治""妇人产后病脉证并治""妇人杂病脉证并治"三篇，专门介绍妇科疾病的诊治，大家要好好学。

给大家提个醒，我曾经为一位多囊卵巢综合征的患者针灸助孕，很顺利，两个月就怀孕了，家里人开心得不得了。当时摸脉实在不像喜脉，并且尺脉非常细弱。我心里觉得不对，考虑她可能之前宫外孕伤肾没有养好，嘱其吃些补肾的食物，回家养胎去。没想到，快满三个月的时候，流产了。患者是一个高龄孕妇，本人还不信中医，是因为西药不良反应太大，才不得已在家人的力劝下来做针灸，更不敢有所闪失，当时一发现怀孕，就不敢再给她做任何治疗了，只能用大家都接受的食补的方法。还是怪自己不够担当，关键是医术还不够精，心里没把握，所以劝大家，多临床，多读书。从医生的角度来讲，越是规避风险，医术越没落；从患者角度来说，对医生越不信任，疗效就越差。两者之间是密切相关的。作为医生，先从自我做起，好好学经典，精进医术。

其实在《金匮要略》中有一段话，对这个现象做出了描述，即"妇人得平脉，阴脉小弱，其人渴，不能食，无寒热，名妊娠，桂枝汤主之"。也就是说女性月经停止后，脉搏正常，也就是没有滑数冲和的感觉，而且尺脉微弱，"阴脉小弱"在这里也有解释是沉取时脉细弱的，口中觉渴，食欲不佳，又没有恶寒发热的症状，这是怀孕了。这时，用桂枝汤治疗。后来查资料发现，桂枝汤用于妊娠12周内的早期先兆流产效果很好，不用管孩子是不是有基因缺陷，若有基因缺陷也是由气血不调和导致的。在怀孕初期，如果没有正常的喜脉，还表现出尺脉小弱，不爱吃饭的，给桂枝汤就行了，不用等到阴道少量出血、腰酸、腹痛、小腹下坠等症状出现再用。桂枝汤很平和，不加喝热粥，不会助汗的。

希望所有人都了解一些中医知识，如果大家都有这个意识，医生就不会有后顾之忧，怀孕早期用点中药，孩子就没事儿了。很多患者不知道，他们的态度决定了临床医生的态度，不是说患者很强势，医生就会老实点，少赚您点钱。中国的传统文化决定了，首先是要把病给治好，其次再考虑回报。所以，中医自古有六不治。

34. 不同中药剂型的特点

问： 哦，看来我们需要学习的还很多呀。那治疗孕期疾病是不是应该大胆点呢？

答： 那倒不是。孕期用药还是要平和一些的，《医学三字经》中"妊娠篇，丸散七"，就是告诉大家《金匮要略·妇人妊娠病脉证并治》篇中共记载十个处方，包括桂枝汤、桂枝茯苓丸、附子汤、胶艾汤、当归芍药散、干姜人参半夏丸、当归贝母苦参丸、葵子茯苓散、当归散、白术散。其中七个是用丸、散剂，只有三个是用汤剂，也是少量用药，求缓和的意思。所以，孕期小心是对的。

问：我听说过丸、散、膏、丹剂，今天听您一说，感觉这里面也有说道，它们有什么特点呢？

答：这涉及中医方剂的剂型，也就是指方剂制剂的形式，不只汤剂这一种。中医方剂的剂型与临床治疗效果有密切关系，而煎药与服药方法是否恰当与治疗效果也密不可分。主要有以下6种。

一是汤剂，就是大家所熟悉的煎煮后喝的那种。把一种或多种药物配伍成方，按煎法要求加水煎煮后，去渣取汁服用，称为汤剂。"汤者，荡也"，这种剂型可以涤荡疾病，所以药效较猛，起效较快。在孕期用得少的原因也在于安胎，避免攻补太快。

二是丸剂，这个大家也比较熟悉，如六味地黄丸。这个剂型是根据配方将药物碾碎，研成细末，用蜜、水或米糊、面糊、酒、醋、药汁、蜂蜡等作为赋形剂制成的药丸。它的特点是吸收缓慢、药效持久、体积小，服用、携带、贮存方便。丸剂也是一种常用剂型，一般适用于慢性、虚弱性疾病。前面就讲过，慢性病病程长，治疗起来需要的时间也长，就用这种剂型了，也是为了方便大家坚持。当然，如果想起效快点，也可以将药丸煮一下喝，这样吸收就快了，有类似汤剂的作用。

也有少数用于急救，如安宫牛黄丸、苏合香丸等，是为了方便急救时快速给药的。还有某些峻猛药品，为了缓和药效，可作丸剂，如抵当丸。

三是散剂，是将一种或多种药物碾研成均匀的干燥粉末。散剂有内服和外用两种。内服散剂，末细量少的，可直接冲服，如参苓白术散；也有研成粗末，临用时加水煮沸十几分钟后取汁服用的，如银翘散。外用散剂是将药物研成极细粉末，外敷或掺撒于患处，如外科常用的生肌散、金黄散等。散剂的特点是制作简单、便于服用和携带、节约药物、不易变质等，但吸收较汤剂慢。

四是膏剂，大家熟悉的冬季服用的膏方就是一种膏剂。它是将饮片加热煎煮后，除去药渣，而后再用文火浓缩，加入砂糖、冰糖、蜂蜜或鹿角胶、阿胶等，慢煎成膏状而成。膏剂也有内服、外用两种。

内服膏剂多属滋补类药，又称膏滋，如桑椹膏、雪梨膏等。外用膏剂，也称"膏药"，古代称为"薄贴"，是用油类将药物煎熬，去渣后再加黄丹或白蜡收膏，常温时呈固体状态，加热后软化，用的时候要加热软化，趁热将药膏推开贴到纸或布上，再贴到疮痛上。现在软膏也比较多，直接涂抹就行了。如烫伤膏。它的特点是便于携带和使用。

五是丹剂。一般是指含有汞、硫黄等矿物，经过加热升华提炼而成的一种化合制剂，大多外用，如红升丹、白降丹等。另外，习惯上把某些较贵重的药品或有特殊功效的药物剂型叫作丹，如至宝丹、紫雪丹等。由此可见，丹剂并非是一种固定的剂型。一说丹剂，是不是就会想到神仙和仙丹，其实丹药起源于道教的炼丹术，也是道家炼丹术的延续与发展。它具有剂量小、作用大、含矿物质的特点。

六是酒剂。以药酒为主，是用高度的白酒浸提药材而制得的澄明液体制剂。为了调味，常在酒剂中酌加适量的冰糖或蜂蜜。酒本身有行血活络的功效，易于吸收和发散，酒剂通常用于风寒湿，具有祛风活血、止痛散瘀的功能，如很多风湿病人会喝药酒。注意，小儿、孕妇、心脏病及高血压病人不宜服用。

当然，现在也有了片剂、酊剂，随着科技进步，中医药现代化也在发展，都是以保证安全、提高疗效、方便使用为目的。

35. 中医的六不治

问：哪六不治呀？

答：第一，"骄恣不论于理"，就是人非常傲慢、骄横。这种人太有主意，不会听医生的，并且往往资源很多，经常用这个医生的理论来检验另一个医生的理论对不对，自己又没有专业的知识，这样的话，判断经常容易出错，那这个病就很难治好了。也有的是为图一时之快，比较常见的就是喝酒的人得糖尿病了，因为病情需要，让他戒酒，他觉得没事儿，照喝不误，病怎么能好？

第二，"轻身重财"，就是看病不舍得花钱；还有那种为了赚钱，带病坚持工作的。这些人也不会完全遵医嘱的，且大多会为了便宜，找不专业的医生或者廉价的替代药；或者坚持一下，不去看病，这种病就不容易治好。有人说到医院太耽误时间了，为了方便起见，建议每个人都会点中医保健知识，有点不适自己能及时调理，还省钱。其实最关键还在于预防。建议那些工作狂们，调整一下思路，身体好了，才能更好更长久地为社会服务。所以，身体不舒服一定要及时调理。

第三，"衣食不能适"，就是自己都不知道适当增减衣物，吃东西也没有节制，更别说忌口了。例如，体虚的老人，冬天从有暖气的屋里走到屋外阳台上，也不知道多穿点衣服出去，特别容易感冒。告诉他吃药的时候要忌荤腥，也从来不在意，那这个病也很难治好。现在这种情况很多，医生在给开中药的时候往往也不再强调忌口的问题了。有的人可能以为病人都有常识，有的医生是忙得顾不上，有的医生是觉得不必要，或者觉得患者不听，那就不管了。这些都不对，作为医生，得负责，该嘱咐到的一定要嘱咐到。患者想健康，自己不能把握的，家人还是要帮他注意的。

第四，"阴阳并，脏气不定"，就是阴阳对立分离，脏腑气血错乱。这时候病情已经危重了，很难治。这种情况下，必须相信医生，让医生大胆去调治，如果能治好，就是患者和医生的幸运，会推动医学的发展的。

第五，"形羸不能服药"，就是身体太弱了，连药都吃不下去了。这种情况很难治，但可以考虑外治法。大家看过神医喜来乐，其中有用药物熏蒸治疗疾病的片段，这种方法确实是有医书记载的。还有针灸，尤其是脐灸、督灸、热敏灸，或髎髀灸、任脉灸等很多外治疗法可以用。只是病重病久，需要的治疗时间较长。

第六，"信巫不信医"，就是不相信医生，只相信巫术的人。

这里的六不治，是因为病不好治，并不是不给治。很多人因为不好治，自然也就不治了，那医学也就不会很好地发展了。所以，作为医生，扩大自己的知识储备，尽力而为吧。平常人，就看看自己有没有相应的问题，有的话，尽量改改，否则，病不容易好呀。

36. 煎药的注意事项

问： 这么多学问呀。说到汤剂，熬制中药有什么讲究呀？

答： 您这问题问得好。徐灵胎说过"煎药之法，最宜深讲，药之效不效，全在乎此"，说明汤药的煎制过程关乎药效的好坏。

先说一下煎药器皿。以砂锅、砂罐、搪瓷器皿为最佳。因为它们的化学性质稳定，不易与中药里的化学成分发生反应，而且受热均匀，具有良好的保温性能。如果没有这些，也可以用玻璃器皿、不锈钢锅来代替。现在有很多养生壶，都是用玻璃制成的，我经常用它来煎点中药喝喝，如夏天在外面吃完海鲜，回家就煮点苏梗。大家吃韩国烤肉常见的包肉用的苏叶，就是长在苏梗上的，都是紫苏的一部分，只是部位不同，作用有所差别而已。苏梗辛、甘，微温，归肺、脾、胃经，既能宽胸顺气安胎，还能解鱼蟹毒。苏梗是空心通透的，在降气的同时还能通气，心情不好，气结在胸中，或者是上亢犯脑窍，导致头痛、头昏的都可以用。我主要是用它来祛鱼蟹的湿毒。在这里讲的妇科疾病，孕妇吃海鲜以后，可以煮点喝，还可安胎。

煎药最忌使用铝、铁、铜等的金属器皿。这些金属器皿容易与中药发生化学反应，会降低药效，甚至产生不良反应。有些方剂用砂锅煮是黄色的汤剂，换个质量一般的不锈钢锅煮出来是黑的。没有具体检测过，但颜色都变了，您觉得里面的化学成分能一样吗？还是建议大家用砂锅，现在这种电砂锅很多，用起来也很方便。

问：煎药水量还有讲究吗？

答：那当然。正确的水量应该是在轻轻按住中药的时候，让水面高过药物 2cm 左右。水量的多少还要根据药物的性能、吸水量以及煎药时间的长短适当增减。煎药的时候，如果加水过量、过少都会使药液多少、药汁的浓度高低产生变化，进而影响疗效。我们在用药的时候，治疗上焦心肺和头部的药是要少量、淡淡地喝，就像喝茶一样；治疗中焦脾胃、肝胆等部位的病时，药量中等，200～300ml 为宜；治疗下焦肾、膀胱、子宫等部位疾病时药量要大，浓度要高，量大多在 300ml 以上，并且一口气喝下去最好。水量多少肯定会对药效产生明显影响的。

问：中药煎之前还要泡吗？

答：是要泡的。煎药前用水把中药浸泡一段时间，泡透后再煎煮。这样随着水温的逐渐增高，药物的有效成分更容易被煎出来。以植物的花、叶、茎为主要成分的药物可浸泡 20

分钟左右；以植物的根、种子、果实等为主的药物要浸泡半小时以上，注意夏天别超过 1 小时，防止变质。

问：煎药的火候怎么把握？

答：煎药的火候有文武火之分。大火煎称为武火，小火煎称为文火。煎药要根据中药的性质与治疗需求，选择武火急煎或文火缓煎。需要煎煮较短时间的中药，宜用武火急煎；需要煎煮较长时间的中药，最好用文火缓煎。注意，用武火煎药时，水分蒸发快，药液容易外溢。大多是先用武火急煎，待药液沸腾后改用文火缓煎。

通常情况下，治疗外感疾病的发汗解表药，多由花、叶、全草等组成，其药性轻扬发散、味芳香，含有较多挥发油，煎煮时间要短些。头一次煎这样的药，要求在将药煮沸后再煎煮不超过 10 分钟；第二遍煎的时候，只要煎沸后再煎 5 分钟左右就行。滋补调理类中药大多质地致密些，为了充分煎出有效成分，这类药物在第一遍煎的时候，要在煮沸后再煎半小时以上；第二遍要在煮沸后再煎半小时左右。其他药物第一遍可在煎沸后再煎 15～20 分钟；第二遍在煎沸后再煎 10～15 分钟就行。现在的养生壶有煎煮中药的功能设置，很方便，大家可以根据需要选择相应的功能键就可以了。

另外，有些药物因性味、质地不同，有特殊煎煮要求。有先煎、后下、包煎、兑入、磨汁、冲服、烊化、泡服等特殊用法。用的时候一定要按照要求使用。

37. 桂枝汤的不同用法

问： 明白了，以后煎药得注意了。刚才我们提到桂枝汤，《医学三字经》中的"桂枝汤，列第一"，是不是说桂枝汤被列为治疗妊娠病的第一个方子的意思？

答： 桂枝汤是《伤寒论》里的第一方，也是《金匮要略·妇人妊娠病脉证并治》里的第一个方子，也表示它特别重要的意思。该方用于治疗表证的时候，可以解肌，调和营卫；用于里证的时候，可以化气，调和阴阳。

方中有桂枝 9g，芍药 9g，炙甘草 6g，生姜 9g，大枣 12 枚，用在治疗孕早期口渴能喝水，但吃不下饭，平脉，阴脉小弱的时候。这时调和气血既可以缓解不爱吃饭的问题，还可以预防先兆流产。

方中桂枝，味辛温，主上气咳逆，结气，也是因为这个特点。很多人担心桂枝辛温助热，易动阴动血，降气会影响胎儿，再加上患者有口渴的症状，认为有火，所以不敢用。

用药前，大家先得了解孕期特殊的生理。女性怀孕后，需要气血下注到胞宫，去养胎，肝所藏之血不够用就会出现肝血不足，肝血不足就会敛不住肝阳，肝火自然就旺，因此怀孕以后女性的脾气大是需要理解与调理的。肝火之气横逆犯胃，会导致胃口不好，吃不下饭，甚至呕吐；而足厥阴肝经循行可以"循喉咙之后，上入颃颡"的，颃颡也就是鼻咽部，肝火向上走，自然就会出现口渴。这里关键的病机与肝气上逆有关。

《本草求真》说："桂枝，其体轻，其味辛……胁风本属于肝，凡治胁风之症，当用桂枝入肝以平。"这里就是用桂枝平肝降冲逆之气。另外，这个方子的配伍也很有意思的，能调营卫，调阴阳。

桂枝平肝降递，利于止呕，调和肝脾，为君药；芍药，味苦、酸，气平、微寒，主邪气腹痛，能养肝，为臣药，桂枝、芍药等量配伍，一个辛温平气，一个微寒入血，肝脾调和，气血同治。生姜辛温，和胃止呕；大枣甘平，能养血，助芍药补营阴，兼有健脾益气的作用。生姜、大枣相配，补脾胃，化气生津，一起为佐药。炙甘草能缓急，并调和药性，为使药。诸药合用，可以调肝脾、滋阴阳。

用法上也与解表的时候用法不同。这时，服用桂枝汤后不用喝热稀粥，因为热粥助药力走表，而不走里，目的是解表，调整营卫；而不喝热稀粥，药力只走里不走表，主要起到调肝脾、滋阴阳的作用。这也是一个关键。因此，方剂的服用方法也有讲究，大家得注意。

桂枝汤具有平和阴阳，调和营卫的作用，临床常以它为基础方进行加减，用来治疗多种疾病。

38. 怀孕期间不禁热药

问：原来是这样。《医学三字经》中讲"附半姜，功超轶"什么意思呢？

答：这是说附子、半夏、干姜这三味药在妊娠期使用，会收获超常的效果。

大家都知道怀孕的时候不能乱用药物，就是担心有可能会影响胎儿的发育和生长。附子、半夏，大家都知道，有一定的毒性，往往都不给孕妇用。干姜性热，担心胎儿有热会胎动不安，也都很慎重，从前面介绍胎动不安时，可以看出来大家对于热的关注度。因此，往往会偏颇。对于阳气虚导致胎儿发育不良，甚至出现先兆流产的孕妇来说，用附子补命门火可以保胎；对于体内有痰湿，导致呕吐不止，甚至胎动不安的孕妇，半夏可以祛痰湿、和胃气而安胎。同样的，干姜，味辛温，能暖脾胃，使气血生化旺盛，既可以止呕，助消化，又能祛痰湿，安胎。

在这里用这句话，其实是有纠偏的意思。也就是说一定要辨证用药，治病其实就是调整阴阳的平衡，这是中医的精髓。

另外，《医学三字经》中还强调"内十方，皆法律"，就是告诉大家《金匮要略·妇人妊娠病脉证并治》篇内所列的10个处方对应的病症，都是治疗孕后各种疾病的准绳。

39. 孕期不同病情的治疗方法

原来就有癥病导致孕早期出血，怀孕不到三个月就有胎动，还在脐上的，这是不正常的。癥病就是女性下腹有结块且胀满、固定不移，痛有定处的疾病，类似西医说的子宫肌瘤、子宫内膜异位症等。正常的胎动是在六个月以后才出现。这种又出血，又有异常胎动的是先兆流产。孕早期的先兆流产得先将瘀堵的情况解决才行，可用桂枝茯苓丸。现在临床最常用桂枝茯苓丸来消子宫肌瘤，但效果往往一般，下面给大家说完这个方子的特点，大家就明白怎么回事儿了。

桂枝茯苓丸有桂枝、茯苓、牡丹皮、桃仁、芍药各等分。研末，炼蜜为丸，一丸像兔子屎大，每次饭前服一丸，没效果，加到三丸。

这里有很多讲究。用丸剂不用汤剂，是考虑安全，为了去除瘀堵而不伤胎，没有怀孕是不是就可以不用丸剂了？用桃仁破瘀而不用水蛭、虻虫，是因为水蛭、虻虫破瘀之力太强，会造成流产，没有怀孕，肝血不用去营养胎儿，是不是可以用水蛭、虻虫呀？方中用牡丹皮、芍药佐桂枝。桂枝是平冲降逆的药，入血分，会活血，可以将药力引到血分，但容易动肝血；牡丹皮有破血瘀的作用，并且为凉性的，芍药能平肝血。这两味药加上桂枝可以防止桂枝太温燥，动肝血的力量太强，既活血化瘀，又不动肝血。桂枝配茯苓，可以治疗脐上胎动，桂枝能降气，茯苓排水饮，这里的脐上胎动其实不是胎动，不到三个月，胎儿还没到那个位置，而是血瘀导致的水饮停滞在那里，水饮上冲出现的异动。桂枝茯苓丸使用时是逐步增加药量，先服 1 丸，无效再增加到 3 丸。这么多细节都是为了保证稳妥。

正常的孕吐大多在怀孕 6 周左右出现，12 周左右结束。如果满 12 周后的孕中期还呕吐不止，往往是脾胃虚寒，体内有停滞的水饮，这时候用干姜人参半夏丸，用生姜汁糊成丸。干姜温脾胃，人参补脾气，半夏、生姜化饮，非常有效。

另外，强调一下中医思维，治病要辨证，如果孕中期还吐是生气导致的，那就得调气机了，可以考虑小柴胡之类的方子。这种情况现在很多的。同样，治疗子宫肌瘤也得辨证，不能跟着西医的病名走，不是所有的子宫肌瘤都可以用桂枝茯苓丸。

女性下血，不管是漏下不止的（就是西医所说的功能性子宫出血），还是小产后血流不绝的，或是怀孕期间下血的，只要怀孕后腹部疼痛的，就是子宫中有很大的瘀阻，阻碍了胞胎的发展，这叫胞阻。这时候患者是阴血亏虚，血不养胎，故胎动不安；肝血不足而肝火旺盛，火热扰动，故出血不止，应用胶艾汤治疗。

胶艾汤的组成为川芎 6g、阿胶 6g、甘草 6g、艾叶 9g、当归 9g、芍药 12g、熟地黄 18g，加清酒煮。第一味药是川芎，川芎活血化瘀，本来就胎动不安，如果没有瘀，用川芎就有可能流产。当归能养血，也活血化瘀。阿胶，能补血止血，对于阴血虚而出血的患者最好。芍药敛肝养血。熟地黄能滋肝肾真阴。艾叶温经散寒暖宫，安胎，患者本身胎动不安，胞宫有瘀阻，所以凉药用得太多对胎儿不好，胞宫寒了之后就会造成胎停不发育，方中又加艾叶，比较平和。甘草能缓急止痛，调和诸药。另外，还加用清酒，也就是粮食酿成的糟酒，可以用现在的绍兴黄酒，或者酒酿，或者日本和韩国的清酒，性温热，也是为防止寒伤胞胎。

对于怀孕中后期出现发热，怕冷，胎顶得难受，小腹像有扇子扇风一样痛，脉弦表现的，主要是脾肾阳虚导致的，这时候要用附子汤。里面用炮附子 2 枚，茯苓 9g，人参 6g，白术 12g，芍药 9g。这个方子不仅可以用在女性怀孕六七个月的时候表现出脏寒腹痛，还可以用于宫寒不孕。

女性孕期腹痛，可能伴有腿脚肿、羊水过多，有的还有妊娠高血压。这些症状出现的最主要原因是肝血虚，可用当归芍药散治疗。方中有当归 9g，白芍 48g，茯苓 12g，白术 12g，泽泻 24g，川芎 24g，研末，每次吃 2g 左右，用酒调着服用。这里关键有几点，一是散剂，每次 2g 左右。方中白芍量最大，性凉，汤剂药量大，药效快，可能对胎儿造成不利影响，而散剂药量小，药效缓，较为安全，对胎儿的影响也较小。另外，散剂不用水煎，用酒调，利尿、消肿、降压的作用要比汤剂好。二是方中川芎的用量不大，量大会滑胎。当然，除了女性孕期的腹痛，只要肝血虚兼有肝郁的，都可以用这个方子。

孕期小便不利的，主要原因是肝阴虚，用当归贝母苦参丸。方中有当归、贝母、苦参各 12g，研末，炼蜜为丸。当归养肝血；苦参清心火；贝母清肺热，化痰散结，佐金平木，肝阴虚的所有病症都可以用。当归、贝母有止咳润肠的作用，该方还用于阴虚干咳，孕期大便难的问题。

怀孕后期表现出水肿的，小便不利，恶寒，起床就头晕目眩，主要是膀胱气化不利造成水饮内停，这时用葵子茯苓散。方中用冬葵子 48g，茯苓 9g，捣成散，每次 2g 左右，也是用散剂不用汤剂，避免出现滑胎。冬葵子，甘寒，上能通乳，用于乳腺炎、乳汁不多，下能通利二便，量大会滑胎。在这里取其通利二便，排出水饮。茯苓甘、淡、性平，淡渗利水，调和脾胃，使水饮不再内生。

孕期养胎用当归散，经常服用对胎儿有益，还利于生产，可以用于调养产后很多病。当归散有当归、黄芩、芍药、川芎各 48g，白术 24g，捣成散，用酒送服，每次 2g 左右。因为孕期最主要的就是肝血充养胞胎，易因为肝血虚导致一系列的问题。方中当归、川芎、芍药，养肝血，肝血足就能敛住肝阳，不易生气，还可适当行气活血，减少因胞宫瘀阻导致的问题，有利于生产；加黄芩能清肝经的虚火，没有虚火就减少因火扰动导致的胎动不安。当然，没有虚火表现黄芩可减量，根据患者体质来决定。白术健脾胃，助运化，有利于气血生成。

孕期养胎还可以用白术散。方中有白术、川芎、蜀椒各30g，牡蛎15g，捣成散，用酒送服1g。用于胎儿发育缓慢的。如果做 B 超发现胎儿偏小，发育缓慢，甚至胎停发育，就用这个方子。这时主要是宫寒有瘀阻。蜀椒能温，促进胎儿的生长；牡蛎平肝，防止蜀椒太燥；白术健脾胃，助运化，使气血充足；川芎活血养血，使气血运行旺盛。

另外，还有一些细节论述，大家应该好好学习一下。

《医学三字经》中说的"产后篇，有神术"，也是说《金匮要略》中对产后病的治疗也有神奇的疗效。还是告诉大家，好好学经典吧。

40. 产后三病、三冲、三急

问：明白了，下面我们要学习产后病的治疗了吧？

答：是的，古代医家对产后常见病和危重症概括为"三病""三冲""三急"。

三病是《金匮要略·妇人产后病脉证治》所说的"新产妇人有三病，一者病痉，二者病郁冒，三者大便难"。这里的痉就是以后颈部和背部发硬，身子向后仰，严重的闭嘴咬牙，胳膊、腿抽筋为主要表现的疾病。郁冒就是头晕目眩或昏迷的症状。大便难不用解释，也是产妇最常见的问题之一。

三冲是《张氏医通·妇人门》所说的，"败血上冲有三，或歌舞谈笑，或怒骂坐卧，甚者逾墙上屋，口咬拳打，山腔野调，号佛名神，此败血冲心，多死……若饱闷呕恶，腹满胀痛者曰冲胃……若面赤呕逆欲死曰冲肺……大抵冲心者，十难救一；冲胃者，五死五生；冲肺者，十全一二"。这里所说的产后"三冲"，跟西医产科的"羊水栓塞"出现的烦躁不安、咳嗽、气急、发绀、呕吐有相似之处，都不好治。

三急也是《张氏医通·妇人门》所说的"产后诸病，唯呕吐、盗汗、泄泻为急，三者并见必危"。大家想，产后本就气血不足，再呕吐，或者盗汗，或者泄泻，都会导致津液丢失。根据气血津液之间的关系，津液丢失会进一步损伤气血，那体质就更差了，所以是三急，要抓紧时间调治。

41. 产后第一方小柴胡汤

问：产后三病怎么治疗呀？

答：《医学三字经》中说"小柴胡，首特笔"，就是告诉大家，产后病第一个需要特别介绍的就是小柴胡汤。

《金匮要略》中有"产妇郁冒，其脉微弱，呕不能食，大便反坚，但头汗出……小柴胡汤主之"的论述，告诉大家，产妇因为产后血虚，敛不住阳气，出现头昏，就会头上出汗，呕吐，不能吃饭，大便坚硬，脉稍弱的情况，要用小柴胡汤治疗。这时候需要少阳枢转多做点事情，才能把阴阳平衡了。

小柴胡汤由柴胡 24g、黄芩 9g、人参 9g、炙甘草 9g、半夏 7.5g、生姜 9g、红枣 12 枚组成。方中柴胡苦平，入肝、胆经，透少阳阳气，为君药。黄芩苦寒，清上焦热，为臣药。柴胡、黄芩相配伍，一透一清，平衡阴阳。半夏、生姜可和胃降逆止呕。人参、大枣益气补脾，使脾胃健运，气血充足。人参、大枣与半夏、生姜相伍，使中焦气机正常，共为佐药。炙甘草既能帮助人参、大枣扶正，又能调和诸药，为使药。这些药一起使没被敛住的阳气疏散，阴阳趋于平衡，并使中焦运化增强，气血得到恢复。这样就把头晕目眩和大便难的问题给解决了。

小柴胡汤还可以用于治疗所有的少阳证，也就是有寒热往来、口苦、咽干、头晕目眩、心烦、喜呕、胸胁胀满，脉弦表现的病症。这些症状也被称为少阳证八大症状。

42. 产后抽筋的调治

问：《医学三字经》中记载"竹叶汤，风痉疾"是治疗产后三病里的"痉"的吧？

答：说得对。这就是说竹叶汤可以治疗产后中风引起的手脚抽筋证，可以见于西医的产后破伤风、产褥期重症感染，以及严重的血钙过低症、失血性贫血等。

《金匮要略》说："产后中风，病痉，发热，面正赤，喘而头痛，竹叶汤主之。"产妇气血都虚，一旦受风，风里的微生物就直接到里面了。"邪之所凑，其气必虚"，就是说因为虚了，所以邪气就进去了。这也是同样的冷，有的人没感觉冷，也没有任何不舒服，是正气充足的；有的人就觉得冷，甚至发热了，是卫气不足的；有的人没有发热，也没感觉冷，但是一下子不能动了，是营卫气都不足的。

当然还有很多变化。哪个地方虚，哪个地方就出问题。我一个朋友，觉得房间冷，冻了一下午，没有感冒发热，但是腰部不适。各种的检查和治疗，药也吃了，正骨也做了，针灸也扎了，三四天的时间，还是不敢动，腹胀，不排便也不排气，也不想吃东西。那天晚上跟我说的时候，提了一句，"那天下午感觉冷了"。我就让她炒盐热熨，她当晚热熨了半个多小时，儿子还帮她按压了一下合谷穴，排气也多了，腰也好了很多。第二天就正常吃饭，能翻身，敢适当活动了。这就是腰部气血不足，寒气直接入腰部，导致的腰痛。不去寒气，她就解决不了问题。《黄帝内经》说"言疾不可愈者，未得其术也"，就是要找到合适的方法，去除病因才行。

产后中风，发热，面红，气喘，头痛那是体质虚阳气浮于上、浮于外的表现。而且"喘"也是阳浮的现象，可能是表证也可能阳浮。

竹叶汤是桂枝汤的加减方。方中有竹叶 49 片，葛根 9g，防风、桔梗、桂枝、甘草、人参、炮附子各 3g，大枣 5 枚，生姜 15g。产后受风首先用桂枝汤打底，桂枝、甘草、生姜、大枣，是桂枝汤去芍药，防止敛邪气，加人参、附子，大补阳气，解阳气虚和阳浮的情况。竹叶，在《神农本草经》称其"味苦，平。主治咳逆上气，溢筋急……下气……主风痉"。用它来降气，治疗拘挛、抽搐这些"痉"的症状。这个方子叫竹叶汤，也是以竹叶为主药来治痉的原因。另外，这位患者脸红，说明有阳明热浮在表面，可用葛根。葛根，"味甘，平。治消渴、身大热、呕吐、诸痹，起阴气，解诸毒"，可以清阳明经浮在表的热，解肌退热、生津舒筋。桔梗，《神农本草经》称"味辛，微温，主胸胁痛如刀刺……"因为它入肺经，可以宣发肺气，使清气上升，与竹叶形成一升一降，调气机的升降。防风，《神农本草经》称"甘温无毒，主大风，头眩痛，恶风，风邪，目盲无所见，风行周身，骨节疼痹，烦满"，可以去全身的风，用来解表祛风。这样产后的风邪去除，筋脉舒展，痉的问题也就消了，营卫调和，身体自然也就好了。

问：《医学三字经》中说"阳旦汤，功与匹"，是说阳旦汤跟竹叶汤功能差不多，都可以治疗产后中风。阳旦汤是什么？

答：您解释得对。阳旦汤就是桂枝汤。《医学三字经》的作者陈修园老先生依据《伤寒论》论述阳旦证时提到"因加附子参其间，增桂令汗出"，认为阳旦汤是桂枝汤增加桂枝用量，再加上附子组成的。直到敦煌古医书《辅行诀脏腑用药法要》被人们发现，大家才知道阴、阳旦汤共有五个，包括大、小阳旦汤，大、小阴旦汤和正阳旦汤。其中小阳旦汤就是桂枝汤，治疗疾病是"天行，发热，自汗出而恶风，鼻鸣干呕者"，治疗病症也与桂枝汤一致。《伤寒论》和《金匮要略》中很多方子与《辅行诀脏腑用药法要》一样，但名称有变化。有人还专门对两者进行分析，发现张仲景的方子都能找到《辅行诀脏腑用药法要》方子的痕迹。这里面还记载了失传的尹伊的《汤液经》中的关键部分内容，我还没完全看懂。大家感兴趣可以自行研究一下，相信一定会使临床思路大开。

43. 产后腹痛的治疗

问：说了这么多真的是受益匪浅，《医学三字经》中讲"腹痛条，须详悉"是什么意思呢？

答：这句话是指对于《金匮要略》中有关腹痛的条文，必须详细全面地掌握。后面的八句都是论述不同类型腹痛的治疗的。

问：那我们先从"羊肉汤，疠（xū）痛谧（mì）"的羊肉汤开始了解吧。这是说喝羊肉汤可以治疗虚性腹痛吧？

答：哈哈哈，不是羊肉汤，是当归生姜羊肉汤，要加点药的，相当于现在的药膳。"疠痛"就是虚性的疼痛，痛得不厉害，但总是痛，有时候吃点东西能好点，尤以产妇气血不足的时候多见。当归生姜羊肉汤中有当归、生姜、羊肉，可以活血祛瘀、补虚祛寒。其中当归养血活血，使身体里血行通畅；生姜散寒行气，使气行通畅；羊肉味厚气温，能补气生血，气温血畅，那腹痛就消失了。本方攻补兼施，凡是气血虚导致的腹部持续疼痛，喜温喜按，脸色发白没有光泽，口唇和舌都淡白，脉虚缓或沉细的都可以用，不论男女。

秋冬季节大家爱喝羊肉汤也是老祖宗留下来的养生智慧。

问：《医学三字经》中说"痛满烦，求枳实"中的"痛满烦"是怎么疼痛呢？

答：这句是说，腹痛，发胀，堵得慌，又烦躁不安。这是因为腹内瘀结不通。

这里面的"求枳实",说的是用枳实芍药散。

《金匮要略》原文记载"产后腹痛,烦满,不得卧,枳实芍药散主之",说的就是这个情况。产后如果有瘀血,或者恶露没排尽,就会因为气血郁滞,郁久化热,导致这些症状。又痛,又胀,又烦,都躺不下了,这时候要赶紧把瘀给散开才行。

枳实芍药散是由枳实、芍药各等分组成,用大麦粥送服。

方中枳实能破气散结,炒黑存性,既能入血分,行血中之气,又可以减轻攻破的作用,防止伤着正气;芍药,《神农本草经》说"味苦平。主邪气腹痛,除血痹,破坚积寒热,疝瘕,止痛,利小便,益气",本方用其除血痹,也就是血里面闭阻不通的情况,血通了,自然就不痛了;大麦性味甘、咸、凉,入脾、胃二经,能除热,作粥送服药末,可以除去因瘀导致的热,还可以和胃安中。这三味药一起用,使气血宣通,郁热消除,那这些痛、胀、烦的症状就会消失了。

临床上还用枳实芍药散治疗外科的痈脓,因为其能行气和血,气血调和,血脉通利,瘀热、热毒、痈脓自然就排出去了。

平常饮食注意忌生冷、油腻、酸涩的东西,防止阻碍气血运行。

问:《医学三字经》中说"着(zhuó)脐痛,下瘀吉"是说肚脐周围的疼痛要用下瘀血汤治疗吗?

答:对的。"着脐痛"是腹内有瘀血,像针扎一样,疼痛比较固定。

《金匮要略》曰："产后腹痛，法当以枳实芍药散，假令不愈者，此为腹中有干血着脐下，宜下瘀血汤主之。亦主经水不利。"这句告诉大家，产妇腹痛，用上面的枳实芍药散没有作用，这时是有干血留在肚脐下导致的。这种痛得都不敢按，按压能找到硬块，舌质青紫或有瘀斑、瘀点，脉弦或涩。凡是瘀血导致的月经不调、腹内长肿瘤的都可以用。

下瘀血汤里面有大黄 6g，桃仁 20 枚，土鳖虫 20 枚。研成末，炼蜜做成四丸，用 200ml 的酒煎一丸，煮成 160ml，一顿喝下去。

方中大黄来荡逐瘀血，桃仁活血化瘀，土鳖虫逐瘀破结，三味药合用，加蜂蜜可以养阴，用酒做药引，可以直入血分，通血脉，散湿气，能快速祛瘀。破血逐瘀的力量很猛，排出的瘀血就像猪肝一样。现代临床也有用水煎服的。

问：哦，这下那些不能喝酒的人，如果有这种情况也可以用了。《医学三字经》中说"痛而烦，里热窒"是肚子痛得烦躁不安，是里面有热吗？

答：说得对，这种产后腹痛，往往是小腹痛，大便不通，下午烦躁，甚至发热，胡言乱语。这是腹内有热，血不能正常运行，而不单纯是血瘀导致的。这时用点寒凉泻下的药，就是《医学三字经》所说的"攻凉施，毋固必"，不要拘泥于产后不能用凉药，可以用大承气汤。对于喂奶的产妇，出现烦乱呕吐，心情烦躁不安的，可以用竹皮大丸。对于发热腹痛，大便次数增多，有脓血，并且拉完以后还想拉的产妇，可以使用白头翁加甘草阿胶汤。这些方子都是寒凉性质的，在这里就是告诉大家一定要辨证，根据实际情况使用药物。

这里就把腹痛部分都说完了，关键病机还是"痛则不通"。在散瘀的同时，虚的就加补，实的就用泻。寒的就用温热的药，热的就用寒凉的药。

后面的《医学三字经》中说的"杂病门，还熟读"告诉大家，要知道怎么调治妇科疾病。《金匮要略·妇人杂病脉证并治》是讲杂病的，要好好学习。在这里告诉大家，女性疾病，主要是体虚，寒气聚积，气机郁结导致的，总的病机还是从阴阳虚实去分析。

《黄帝内经》曰："必先度其形之肥瘦，以调其气之虚实，实则泻之，虚则补之。必先去其血脉而后调之，无问其病，以平为期。"治疗疾病的时候，要先看看患者的身形胖瘦，了解身体的正气虚实，实的用泻法，虚的用补法。有瘀血的一定要先去除血脉中的瘀滞，再调补气血的不足，不论治疗什么病都是以达到气血平和为准则。这是治疗疾病的基本原则，不管是用针灸还是用药，都一样。

问：《医学三字经》中说"二十方，效俱速"，是说杂病部分有 20 个能快速起效的方子吧？

答：说对了。因为方子太多，应用较广，所以《医学三字经》中说"随证详，难悉录"，就是让大家自己好好学《金匮要略》，那里有详细的说明。《医学三字经》中"唯温经，带下服"这里给大家介绍一下温经汤，它可以治疗所有带下病。

44. 带下的调治

问：带下病就是白带有问题吧？

答：您说的是狭义的带下，是指正常情况下，女性从青春期开始，一种润泽于阴道内的无色透明、黏而不稠、没有特殊气味的液体。因其颜色发白，俗称"白带"，在月经期前后、月经中期和孕期量相对增多。

如果带下的量、色、质、气味异常，就成了带下病，可见于西医所说的阴道炎、子宫颈炎、盆腔炎、卵巢早衰、闭经、不孕、妇科肿瘤等疾病引起的带下增多或减少。

从中医角度来看，狭义的带下病的主要病因以湿邪为主，主要病机是任脉、带脉损伤，治疗上重在调理任脉和带脉。

在这里说的"带下"是广义的带下病，就是因为有月经才有的病都叫带下病。因病在带脉以下，泛指所有的妇产科疾病。

问：狭义的带下病涉及的问题就够多了，还广义。温经汤能治疗这么多病吗？

答：这是抓住主要矛盾。临床上强调这个方子的重要性。您看一下温经汤的组成，吴茱萸9g，当归6g，芍药6g，川芎6g，人参6g，桂枝6g，阿胶6g，牡丹皮6g，生姜6g，甘草6g，半夏6g，麦冬9g。

方中吴茱萸辛热，入肝、肾而走冲任，能散寒行气止痛。桂枝辛、甘，温，入血分，能温通血脉。这两味药一起可以温经散寒，行血通脉，共为君药。当归、川芎、芍药能活血祛瘀，养血调经，共为臣药。牡丹皮辛苦微寒，活血祛瘀，并且能清退虚热。阿胶甘平，养血止血，滋阴润燥；麦冬甘寒清润，滋阴润燥，与阿胶一起可以滋阴养血，配牡丹皮可以清虚热，并制约桂枝、吴茱萸的温燥性质。人参、甘草能益气健脾，使气血旺盛。半夏辛温行散，入胃经，能通降胃气，帮助通冲任，散瘀结。生姜既能温胃气以助生化，又能帮助吴茱萸、桂枝以温经散寒，这几味一起为佐药。甘草调和诸药，为使药。

方子能温经散寒，活血养血，可以调月经。月经正常，那与月经相关的病症自然就减少了。方名"温经"汤，就是温调月经的，重用吴茱萸，意在温散寒邪，温中有通，有补，有清，就是针对女性较男性本就阳虚，最容易被寒邪伤着的特点进行调理。月经期的时候，需要清除子宫里脱落的子宫内膜，经期结束，还需要快速恢复气血。而女性体质阳虚居多，本就不易清除干净，如果再被寒邪伤着，就容易留下瘀血，出现各种病症；如果只是把寒邪散了，清除完瘀血，体质略虚，还需要补充，这个温通清补兼备的方子，就成了一个万全的方子。温经汤调好月经以后，所有与月经有关的病症都可以消除。在《金匮要略》对它的介绍还有"亦主妇人少腹寒，久不受胎"，也就是说它可以治疗宫寒不孕。您看，这只是给稍微介绍一下，就可以解决千家万户的重大问题。大家不要把它的用处给局限了，其他病大家自行研究吧。

45. 产后抑郁与更年期的调治

问：好吧，又有的学了，继续努力。《医学三字经》再后面的"甘麦汤，脏躁服"，甘麦汤是不是甘麦大枣汤？这里是说它可以治疗脏躁吗？

答：是的，您说得非常对。大家可能还不知道脏躁是怎么回事儿。在这儿给大家介绍一下，脏躁是一个中医病名，以精神抑郁，心中烦乱，没来由的悲伤想哭，或者哭笑无常，频繁打呵欠为主要表现。女性在孕期发病者又称为孕悲；在产后出现的被称产后脏躁。

问：这是西医精神病的范畴吧？

答：您说得对，相当于西医学的女性癔症。另外，产后抑郁、更年期综合征都与此有点类似，但不完全一样，治疗上都可以参考。

本病的主要机制是五脏的阴气不足。精血内亏，五脏失于濡养，五志化火内动，上扰心神导致这种以精神症状为主的表现。西医说癔症是因为没有找到具体的病因。

不管是男的，还是女的，也不管在什么时期，五脏阴气不足，导致内火上扰心神了，都可以用甘麦大枣汤。

甘麦大枣汤就是由甘草 9g，小麦 30g，大枣 10 枚三味药组成。

方中小麦甘平，微凉，归心、脾、肾经，能养心安神，除烦止渴，健脾止痛，益肾敛汗。甘草甘平，归心、肺、脾、胃经，能补脾益气，清热解毒，祛痰止咳，缓急止痛，补益心气，和中缓急。大枣甘温，质润，归脾、肝、胆经，可以益气和中，润燥缓急。这三味药五脏都养了，性质都甘缓，一凉一温，由甘草调和后，药性全都平和。有痰化痰，有烦除烦，有汗敛汗，有热清热，有虚补虚，并且该方味道甜甜的，很好喝。

《医学三字经》中说它"药到咽，效可卜"，就是说吃下去就能看出效果。"道中人，须造福"，请医生们好好给大家看病吧。

有类似症状的人，平常也可以做点甘草大枣粥，就是用甘草洗净切碎，跟大枣、粳米一起煮成粥吃，效果也不错。

好了，我们以这个甜甜的方子结束这次甜蜜的学习。学点中医，生活会更美好的。祝大家健康！

趣说千古流"方"

　　编者在广泛调查和收集当代校园学生常见疾病的基础上，以古今记载的常用方剂为依托，对常用方剂的组成、功效、主治、方解、临床应用和方歌等内容进行了系统整合，以故事对话的形式进行编写，以期让方剂阐释更加生动、形象、简单、实用。

　　全书共分为十三类常见病症，涉及感冒发热、咳嗽咯痰、头痛牙痛、胃痛胃胀、腹痛泄泻、腰酸腿痛、二便不利、疮疡痒疹、气血亏虚、夏季中暑、月经不调、失眠健忘、抑郁焦虑的常用方剂，不仅专注于方剂专业知识的传播，同时也蕴含了大医精诚、医者仁心的中医药文化价值理念。本书内容简明扼要，故事生动形象，联系临床，注重实用，可作为中医、中西医临床专业医学生学习方剂时的辅助资料，亦可作为中医药爱好者学习中医方药知识的参考读物。

趣解《药性歌括四百味》非药食同源卷

　　《药性歌括四百味》为明代医家龚廷贤所撰，在医药界流传颇广，影响很大，是一部深受读者欢迎的中医阐释性读物。该书以四言韵语文体，介绍了四百余味常用中药的功效和应用。

　　本书摘取《药性歌括四百味》书中 381 味常用中药，分为药食同源卷和非药食同源卷，包含药食同源药物 111 味、非药食同源药物 270 味，覆盖了植物、动物、矿物、菌类等多种自然界药物。编者以原著为依托，通过药物故事、文化典故、名人轶事等形式，从药名、药性、药物功效、药物形态等多角度，突出每味中药的典型特点，部分中药增加了日常保健使用方法和注意事项。

　　本书内容简单有趣，语言通俗易懂，力求简单明了地介绍中药，提高大众对中药文化的兴趣，助力中医药文化科普宣传。

中医经典科普读本

承先启后《温疫论》

著者以吴又可《温疫论》贯通中医药历史，阐释了中医药的优秀与突出贡献。《温疫论》充分吸收了《黄帝内经》《伤寒杂病论》等经典医著的学术经验，深刻启迪了清代的温病学。《温疫论》创立了"异气学说"，提出邪自口鼻而入、邪伏膜原、邪出膜原、疫有九传等传播途径，体现了吴又可的科学预见、临床路径、诊疗方案，以突出的学术成就立于抗击疫情的理论前沿，用丰富的学术内涵影响着未来。全书共20讲，条理清晰，内容非富，对妇女儿童、兼夹疟痢、外感转杂病、真假虚实、阴阳交错、误治补救等复杂情况，都有详细的理论讲解和案例分析，值得广大中医师及中医爱好者研习、参考。

趣解《药性歌括四百味》药食同源卷

《药性歌括四百味》为明代医家龚廷贤所撰，在医药界流传颇广，影响很大，是一部深受读者欢迎的中医阐释性读物。该书以四言韵语文体，介绍了四百余味常用中药的功效和应用。

本书摘取《药性歌括四百味》书中381味常用中药，分为药食同源卷和非药食同源卷，包含药食同源药物111味、非药食同源药物270味，覆盖了植物、动物、矿物、菌类等多种自然界药物。编者以原著为依托，通过药物故事、文化典故、名人轶事等形式，从药名、药性、药物功效、药物形态等多角度，突出每味中药的典型特点，部分中药增加了日常保健使用方法和注意事项。

本书内容简单有趣，语言通俗易懂，力求简单明了地介绍中药，提高大众对中药文化的兴趣，助力中医药文化科普宣传。